中医临证病脉证治验案精要

——张庆军医案集萃

张智杰　张庆军◎编著

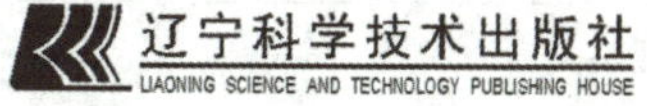

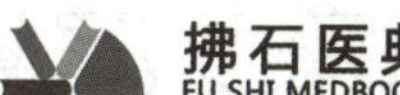

图书在版编目（CIP）数据

中医临证病脉证治验案精要 / 张智杰，张庆军编著 . 沈阳：辽宁科学技术出版社，2025. 4（2025.6 重印）. -- ISBN 978-7-5591-4113-2

Ⅰ . R241.2

中国国家版本馆 CIP 数据核字第 2025GT5198 号

出版发行：辽宁科学技术出版社

北京拂石医典图书有限公司

地址：北京海淀区车公庄西路华通大厦 B 座 15 层

联系电话：010-88581828

E-mail：fushimedbook@163.com

印 刷 者：天津淘质印艺科技发展有限公司

经 销 者：各地新华书店

幅面尺寸：170mm×240mm

字　　数：301 千字　　印　　张：17.25

出版时间：2025 年 4 月第 1 版　　印刷时间：2025 年 6 月第 2 次印刷

责任编辑：臧兴震　陈　颖　　责任校对：梁晓洁

封面设计：君和传媒　　封面制作：君和传媒

版式设计：天地鹏博　　责任印制：丁　艾

如有质量问题，请速与印务部联系　　联系电话：010-88581828

定　　价：78.00 元

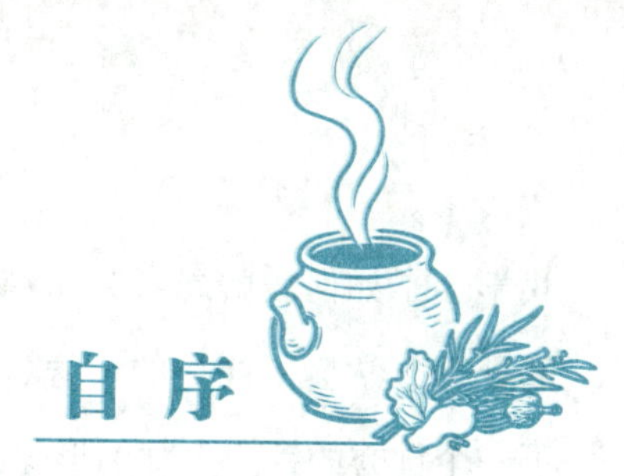

自序

我的父亲是一位医术精湛、医德高尚的中医，我从小就见证过父亲通过一个小小的药包帮助很多患者解决了病痛，深感中医之奇妙，这在我小小的心灵里埋下了一颗中医的种子，它慢慢发芽，最终在我读大学选了中医专业后茁壮成长。

小时候更多的是对中医的神奇感到震撼，尚不清楚中医的内涵，读大学后，才在父亲系统的教学下学习中医的诊断与用药。我父亲擅长经方，他深耕仲景《伤寒杂病论》，结合自己的临床经验，总结创新出病脉证治辨证体系。我以前不知晓其中的精妙，因为我父亲已经把最好的中医诊断思路方法教给我了，直到我接触了更多的中医诊断思路，才知道病脉证治辨证体系是真的牛，让看病不再靠蒙，不再靠猜，不再靠灵光一闪。病脉证治让中医看病有了规矩，并且非常有效，这才是最厉害的。

考大学时，我报的是广州中医药大学中医学专业（九年制，本博连读），幸运地被录取了，大学本科上了五年中医临床专业后，博士研究生转段选择了针推专业。我目前还在广州中医药大学攻读针推专业博士学位，师从广州中医药大学第一附属医院针推康复中心郑谅教授。当时选择针推方向也是在和父亲充分沟通思考后下的决定。我父亲更擅长中药辨证，对针灸研究尚浅。作为中医治病最重要的法宝之一——针灸，如果我能在针灸上取得成就，再站在父亲的肩膀上学习中药方剂治病，相信能为更多的患者解决痛苦。

我的导师郑谅教授也是一名医术医德双馨的中医师，他擅长运用针刺治疗各种痹病、痛症。他对待学生和蔼可亲，对待患者一丝不苟。在他身上，我学会了如何缓解患者紧张情绪，学会了严格的无菌操作，学会了突发情况的处理，学会了详尽的痹病、痛症等疾病的诊断与治疗，在导师身上我看到了一个优秀的针灸大师的形象，能师从郑谅教授学习针推我感到无比的幸运。我从导师身上不仅学到了高超的针推技术，还学到了很多中医人的优秀品质，这些都将使我终身受益。

大学本科期间，因为离家较远，只能趁着寒暑假在父亲身边跟诊，收获良多，感悟颇多。平常在学校，除了学习中医临床专业课外，经常与父亲积极探讨患者病情，我通常会在诊治患者时，先按照父亲教我的病脉证治进行辨病辨方，再与父亲联系，介绍完病人的情况，请父亲也帮忙辨证辨方，如果我们两人开的方子一样，我就会非常开心；如果开的方相差较大，我会与父亲探讨为何这样诊断，有机会的话我还会后续跟进患者的情况。父亲超高的有效率更加坚定了我学中医的信心，增加了学习热情。我个人认为这样的学习方式非常有助于培养我的中医思维，很像高中学习那样，考完试后对答案，正确的就记牢了，错误的，对照参考答案，看看自己错在哪里了，学习效果很好。

我也基本把父亲讲的课都听完了。大学的课程教会我中医基础，父亲的教学让我可以对临床有更深刻的认识，两者结合，收获满满！结合我目前尚浅的临床经验与中医认知，深感父亲的一句话说得太对了，“中医最重要的是诊断！”就这一句话，乍一听平平无奇，但如果你在临床上多实践几年，再幸运地见到中医的诊断神奇之处，就会对这句话深有同感。

举一个病案，一位中年女性患者，产后风十多年（十几年前生产后，被手术室空调吹着了），之后一直手脚冰凉，钻心的凉，怎么捂都捂不热，夏天都摸着手里凉凉的，患者非常痛苦，四处求医，西医中医都看了，怎么都看不好。西医检查啥问题没有，根本查不出病因；中医都认为是产后风寒邪盛，附子、肉桂、干姜、细辛，温里升阳，结果患者不仅没有好转，反而加重了，这让患者深感绝望。

这是我父亲看过的一个患者，一把脉，居然脉有力，是个实证啊，前面的医生都给当虚证治疗了，能治好吗？南辕北辙。根据患者手脚冰凉，脉有力，无其他不适，直接诊断为少阳病，用了四逆散，三剂明显见效，效不更方，又服几剂后，手脚不凉了，恢复正常了，患者和家属非常高兴。

由此病案可见中医诊断之重要，“南辕北辙”大家听着很可笑，但在中医临床，诊断方向与实际病况方向相反非常的常见。中医诊断必须引起我们的重视，诊断对了，大方向对了，才能到达正确的目的地。中医重在诊断，方子老祖宗都替我们整理好了，你只要诊断正确了，方子都是现成的，这和西医有明显的区别。西医是你诊断很明确，但如果没有特效药，这病就很难治愈，甚至无法治疗。中医就不一样了，你只要诊断正确，开上对应的方，就能取得满意的疗效，这也是中医令人着迷之处。

父亲的患者很多，其中很多病案都很有学习的价值，好记性不如烂笔头，学习后整理与思考才能真正学会。于是，和父亲沟通后，在其帮助下，我将父亲的部分成功病案经过认真筛选，整理成册，便有了这本书。

本书将相同疾病的医案整理在一起，每个病案都详细记述了病脉证治诊断过程和依据，并附有父亲的病案解析，非常方便学习归纳。有些篇章还添加了父亲的讲课内容进行补充，有助于更好地学习病脉证治辨证体系。

父亲的病脉证治辨证体系，重点体现在疾病的诊断与处方之间的鉴别，整个病脉证治体系分为伤寒病病脉证治和金匮病病脉证治两大部分。

在本书里面，父亲将《伤寒杂病论》转换成更适合现代人理解的语言，对中医爱好者、中医初学者、中医医生均有很高的学习价值。

父亲认为，中医看病其实很像解数学题，《伤寒杂病论》是教给我们基础运算法则和基础公式，患者就是充满迷惑的数学题，需要我们抽丝剥茧，看其究竟是要考我们哪项运算法则或公式。病脉证治就是给出了数学解题的步骤顺序，先把脉确定病，再根据证得出答案。证是症状、证据，治是得出来的答案。

病脉证治帮助中医临床简化了治疗思路和治病顺序，这真是父亲了不起的发现！

希望这本书能成为广大中医爱好者和中医学者学习病脉证治辨证体系的实战指南。我自己也将紧紧追随父亲的脚步，高举病脉证治的大旗砥砺前行，在中医大道上奋勇向前。我希望自己能够针灸、中药两手抓，帮助更多的患者解决病痛！

张智杰

2025 年 2 月 1 日

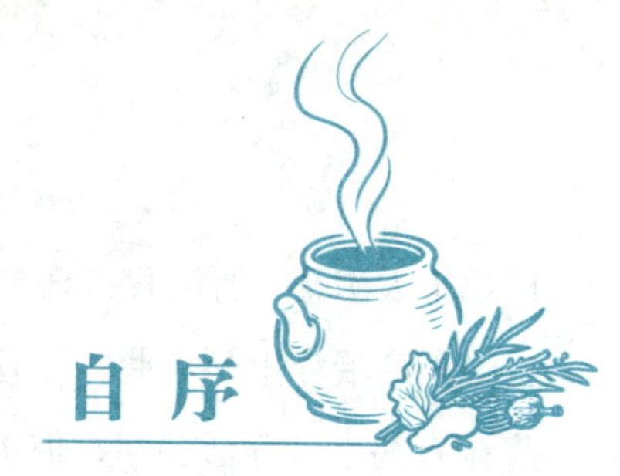

自序

我大学学的是西医临床医学专业，毕业后投身临床一线，行医近 30 年。在这漫长的医疗生涯中，许多特殊患者的经历成为了我成长的关键节点，深刻影响着我的医疗水平与治疗理论体系的构建。

刚毕业担任乡村医生时，我遇到一位发烧患者。按西医经验，发烧患者出汗后体温理应下降，可这位患者输液后虽浑身出汗，高烧却持续不退，还伴有怕风、怕冷症状。这种情况让我困惑不已，用西医理论难以解释。这件事成为我学习中医的契机，毕竟临床中不少看似简单的病情，西医却难以解决，我意识到必须从中医中探寻新的治疗思路。

起初学习中医时，我从偏方、验方入手，购置大量中医书籍。单是慢性胃炎的处方，我就收集整理了两三百个。但面对众多处方，疗效和辨证方法却毫无头绪，都说自己的验方效果绝佳，实际使用起来大多却无效，这让我既迷茫又发愁。

有一位离我家不远的中年男性癌症患者，他找到我时痛苦万分，甚至跪下求我止痛，说治不好癌症没关系，只要能止住疼痛就行。他的痛苦深深震撼了我，也促使我下定决心潜心研究癌症治疗。

在高血压治疗方面，有两位患者让我印象深刻。一位郑州的中年男性患者，高压、低压都高。他十分信任我，我们一起尝试了各种治疗方案，最终高压恢复正常，可低压却始终降不下来。无论我怎么调整治疗思路，都未能解决问题，这让我满心愧疚。还有一位做生意的中年男性高血压患者，经过八九个月的治疗，也没能让他的血压恢复正常，我自觉无颜面对患者。目前我治疗高血压虽有一定成效，但整体有效率仍不尽如人意，无论是患者还是我自己都不太满意，所以我一直在努力攻克这一难题。

癌症治疗也是如此，尽管有一定比例的患者取得了不错的疗效，我的治疗让有些患者存活多年，但仍有部分患者未能达到理想效果。因此，我也在不断调整治疗思路，力求提高疗效。

我治疗的第一位类风湿患者是县城的中年女性。起初用小青龙汤、麻附辛效果不佳，更换多个方案后依旧不理想。经过深入研究，我发现用柴胡桂枝干姜汤合当归芍药散可以让患者的有效率明显提高。后来进一步研究，认识到部分类风湿患者属于虚劳病，增加薯蓣丸、培养固本散、阳和汤等方案后，疗效又有了进一步提升。

在疼痛类疾病治疗上，我走过不少弯路。如今水平虽在不断提高，但想起那些当时没治好的患者，心中仍满是愧疚。要是能早点达到现在的水平，他们就不用遭受那么多痛苦了。

我曾经热衷于研究神奇医案，对有毒中药也充满好奇，比如控涎丹、巴豆霜。看到书上说巴豆能治疗乳腺增生，我便按方给一位乳腺增生患者使用。结果患者服药后不停拉肚子，吓得不敢再吃，我也后怕不已。从那以后，我对有毒中药的使用极为谨慎。学生咨询相关问题时，我都告诫他们若非特殊情况，绝不能轻易使用；即便要用，也必须在我的指导下进行。不过，像细辛、生半夏、生南星等中药，只要掌握正确的煎煮方法，合理应用还是安全的，但雄黄这类药，我绝不建议学员使用，一切都以患者安全为重。

随着临床经验的积累，我发现对于病情严重或身体极度虚弱的患者，不能一味攻伐。比如治疗肝硬化后期、肾病、心脏病、肝病、癌症、肿瘤患者的大量腹水、胸水、心包积液时，我以前常用五苓散、猪苓汤等利水方剂，虽有部分效果，但很多并不理想。现在我推荐黄芪糯米汤，这个方剂只补不攻，效果较为理想。这也让我重新认识了重病、大病、疑难病的治疗思路。就像傅青主、陈士铎老师书中所讲，病情严重或身体虚弱时，应以大剂量补药为主。我在冠心病治疗中应用补阳还五汤就深有体会，根据患者身体状况调整用药剂量，病情严重时甚至只补不攻。

我的治病思路也在不断转变，从最初喜欢验方、偏方，到学习经方，再到研究时方。像乙字汤、补阳还五汤、血府逐瘀汤、三仁汤等时方，效果同样显著，值得深入学习。

目前，我虽攻克了部分临床疑难问题，提出了一些新的治疗思路和方案，并进行了归纳总结，但肾病、耳鸣、男科等疾病的治疗效果仍未达到我的预期，还需要进一步提升。

本书选取的都是疗效较好的病案，但我的临床有效率目前仅为80%左右，那些无效病案并未收录其中。希望读者明白，我并非神医，不过成为“神医”是我的梦想。书中我对鼻窦炎、过敏性鼻炎、过敏性哮喘等疾病进行了系统整理，读者认真学习后，治疗这些疾病有望达到80%的成功率。

这二三十年，我始终在坚持学习、探索，对疾病、处方、经典的认识也在逐步深化。我的理想是传承医圣的《伤寒论》《金匮要略》，完善病脉证治治疗体系，带领学生为更多患者高效解除病痛。

在诊断方面，我采用脉诊、腹诊、病脉证治相结合，再加上典型舌诊的方法。治病时注重抓住患者的典型特点，即“但见一证便是”，这“一证”可能体现在舌苔、腹诊或症状等方面。比如舌上有唾液线，可用温胆汤；腹诊左少腹压痛，考虑桃仁承气汤；身上有虫爬样瘙痒，优先考虑防己黄芪汤。我还提出，阳了以后出现的各种症状，先用甘草泻心汤加升麻、鳖甲、当归治疗。

随着环境和饮食结构变化，湿热类患者日益增多，三仁汤、甘露饮、甘露消毒丹、龙胆泻肝汤等治疗湿热的方剂，值得深入研究。同时，大家对中医“病”的诊断重视不足，书中我详细讲解了六经病和金匮病的诊断要点。

我在汤阴、郑州、天津三地坐诊，深刻体会到要在中医诊断方面下足功夫，找到疾病的典型特点。而且患者数量不宜过多，每个患者看诊时间保持在6分钟左右较为合适，这样既能保证诊断质量，又能让医生精力充沛，确保开出的方剂有疗效。

作为医生，治好疑难杂症带来的成就感、满足感和幸福感，是金钱无法衡量的。比如天津的一位格林－巴利综合征女性患者，坐着轮椅来就诊，服用《古今录验》续命汤后，三五天就能站起来；郑州的一位患者，服药一周也从轮椅上站了起来。我还治好了恶性淋巴瘤、多发性骨髓瘤等患者，以后我会把这些经验整理分享，让大家看到中医治疗大病的能力。

我也重视单味药的研究应用，每年网络培训班都会讲解单药妙用，像炒麦芽治疗男性乳房异常发育、龟甲胶改善熬夜不适症状，都取得了很好的效果。这体现了治病求本的理念，对解决当下常见问题具有重要意义。

对于常见的小疾病，我同样重视，治疗时追求快速、高效、省钱，尽量减少对患者生活和工作的影响。比如治疗咳嗽，很多患者两三天就能明显见效。

实践证明，只要肯下功夫，很多疾病都能攻克。就像结肠炎，起初我用仙鹤草、参苓白术散治疗，效果不佳，后来深入研究发现大部分结肠炎都适用大承气汤，使用后效果显著。像山西那位患结肠炎十几年的年轻女患者，以及郑州的老年女性患者，服用大承气汤加减后都治好了。即便掌握了疾病本质，面对年龄大等特殊患者时，我心里还是会有所顾虑。

目前我正在研究大剂量用药，待总结出经验后，会详细分享给大家，希望能帮助病人更快治好大病、重病、疑难病。

最后，感谢李俊卿总编、臧兴震编辑为本书出版付出的辛勤劳动，也感谢我的学生朱钧泽、李蔚、周军、王杰、李博、牛艳霞、卞淑贤、石丽霞在本书整理过程中所做的大量工作！

张庆军

2025 年 1 月

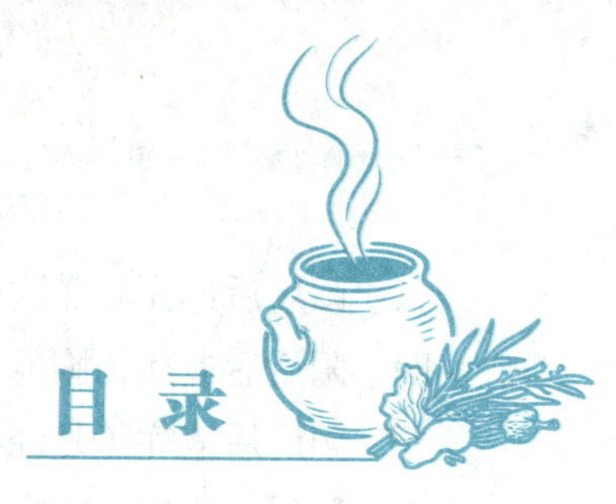

目录

第三章 过敏性鼻炎、过敏性哮喘专题 ………………………… 44

第六章　皮肤病专题 ……………………………………149

第七章　咳嗽专题 ……………………………………165

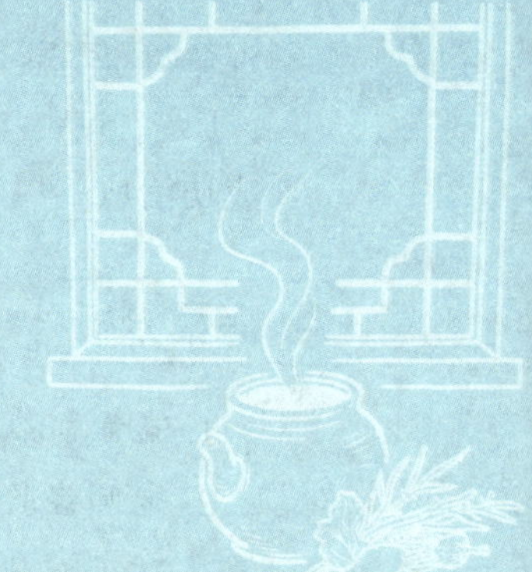

第一章

鼻窦炎专题

一、鼻窦炎医案

杨某，男，7 岁。

【初诊】2024 年 6 月 29 日。

【主诉】流黄鼻涕，鼻子干，晨起打喷嚏，抠鼻子，舌质红，舌苔黄，脉有力。

【诊断】鼻窦炎。

【处方】肺痈大合方 + 荆芥外敷 20 天，盐酸萘甲唑啉滴鼻液滴鼻。

炒桃仁 9g	炒冬瓜子 10g	浙贝母 12g	桔梗 6g
甘草 6g	炒葶苈子 10g	大枣 45g	芦根 20g
薏苡仁 20g	川贝母 1g		

中药 7 剂，日一剂，水煎服。

【二诊】2024 年 7 月 6 日。

打喷嚏消失，流黄鼻涕减少，鼻子干好多了。效不更方，继服 14 剂。

炒桃仁 9g	炒冬瓜子 10g	浙贝母 12g	桔梗 6g
甘草 6g	炒葶苈子 10g	大枣 45g	芦根 20g
薏苡仁 20g	川贝母 1g		

中药 14 剂，日一剂，水煎服。

成功治愈。

病案分析

1. 流黄鼻涕，舌质红，舌苔黄，脉有力，诊断为肺痈，肺痈大合方。

2. 老师经验方：肺痈大合方，配合荆芥外用，盐酸萘甲唑啉滴鼻液滴鼻，21天症状消失，后期善后调理。

二、鼻窦炎、头疼、湿疹医案

刘某，女，42岁。

【初诊】2023年6月10日。

【主诉】额窦炎，头痛，吹空调加重，湿疹，舌质淡有齿痕。

【诊断】鼻窦炎，湿疹。

【处方】肺痈大合方加僵蚕、蝉蜕。

炒葶苈子 30g	大枣 45g	桔梗 6g	川贝母 3g
浙贝母 12g	芦根 30g	炒桃仁 9g	薏苡仁 30g
炒冬瓜子 30g	甘草 6g	炒僵蚕 9g	蝉蜕 6g

中药20剂，日一剂，水煎服，早晚各一次。荆芥100g分20份，煮水外敷，盐酸萘甲唑啉滴鼻液滴鼻。

【二诊】2023年7月22日。

头疼消失，湿疹好转，怕风怕冷，吹空调加重，舌质淡有齿痕。

【处方】玉屏风加柴胡桂枝汤加薏苡仁、益母草。

黄芪 30g	白术 9g	防风 2g	薏苡仁 30g
益母草 30g	柴胡 24g	黄芩 9g	姜半夏 9g
炙甘草 6g	人参 6g	桂枝 9g	白芍 9g
大枣 30g	生姜 9片		

中药：7剂，日一剂，水煎服，早晚各一次。

【三诊】2023年8月26日。

鼻窦炎痊愈，湿疹痊愈。

效不更方，中药7剂，服法如前。

病案分析

1. 患者鼻窦炎、湿疹，病情复杂，先治疗目前主要问题：鼻窦炎头疼。

2. 根据病脉证治经验，治疗鼻窦炎采用肺痈大合方，配合荆芥外敷、盐酸萘甲唑啉滴鼻液外用，疗效确切。蝉蜕、僵蚕为皮肤病专药。

3. 二诊"怕风怕冷、舌淡，齿痕舌"，玉屏风散固表，桂枝汤调和营卫，小柴胡汤和解，合方调节体质。

三、鼻窦炎合并过敏性鼻炎医案

患者，男，30岁，郑州人。

【初诊】2023年7月29日。

【主诉】过敏性鼻炎20年。打喷嚏，流鼻涕，鼻子痒，头痛，头脑昏沉不清醒，十分痛苦，平时需要鼻喷剂缓解症状，吃凉东西还容易拉肚子，伴咽部有痰，纳可，眠可，二便正常，舌质淡苔厚腻。脉有力。

【诊断】过敏性鼻炎合并鼻窦炎。

【处方】小青龙加石膏汤合千金苇茎汤。

麻黄 3g	白芍 9g	细辛 3g	干姜 6g
炙甘草 6g	桂枝 9g	五味子 6g	生石膏 40g
姜半夏 9g	芦根 30g	薏苡仁 30g	炒冬瓜子 30g
炒桃仁 9g			

中药7剂，日一剂，水煎服，分2次温服。再配合荆芥外敷，盐酸萘甲唑林滴鼻液外用。

【二诊】2023 年 8 月 5 日。

服药后诸证减轻，西药喷剂已经停用，开空调后症状又加重了。

【腹诊】肚脐右侧压痛。上方加当归芍药散。

麻黄 3g	白芍 9g	细辛 3g	干姜 6g
炙甘草 6g	桂枝 9g	五味子 6g	生石膏 40g
姜半夏 9g	芦根 30g	薏苡仁 30g	炒冬瓜子 30g
炒桃仁 9g	当归 9g	川芎 9g	茯苓 12g
泽泻 12g	白术 12g		

中药 7 剂，日一剂，水煎服，分 2 次温服。

成功治愈。

病案分析

患者鼻痒，打喷嚏，流清鼻涕，符合《伤寒论》第 40 条，“伤寒表不解，心下有水气，……的小青龙汤证”；过敏性鼻炎 20 年，舌苔厚腻，久病必有郁热，合千金苇茎汤；腹诊有当归芍药散证，三方合用，诸证减轻。

四、鼻窦炎合并眼睛疼医案

李某，男，47 岁，安徽人。

【初诊】2023 年 9 月 30 日。

西医核磁共振检查结果正常，查体：右侧鼻甲肥大，触诊筛窦压痛。

【主诉】头痛 10 余年。右侧后脑勺痛，每天中午 12 点以后头痛，头皮发紧，伴有恶心，眼睛疼，怕冷，出汗少，口苦，大便不成形，睡眠可，爱吃凉东西，冬天脚凉，时有胃胀，记忆力差，头脑昏沉，容易感冒，心烦，舌苔腻，脉有力。

【腹诊】无压痛。

【诊断】头痛（鼻窦炎）。

【处方】肺痈大合方合苍耳子散加葛根，盐酸萘甲唑啉滴鼻液滴鼻，荆芥外敷。

炒葶苈子 30g	大枣 45g	桔梗 6g	炙甘草 6g
川贝母 3g	浙贝母 12g	芦根 30g	辛夷 6g（包煎）
炒桃仁 9g	粉葛 40g	苍耳子 6g	炒冬瓜子 30g
薏苡仁 30g	白芷 6g	薄荷 3g（后下）	

中药 7 剂，日一剂，水煎服，早晚各一次。

【二诊】2023 年 10 月 7 日。

头痛减轻，头皮发紧消失，无恶心，脸热，困倦乏力，头脑昏沉不醒，注意力不集中，舌苔腻有唾液线。一诊方合温胆汤加川芎。

炒葶苈子 30g	大枣 45g	桔梗 6g	炙甘草 6g
浙贝母 12g	川贝母 3g	芦根 30g	薏苡仁 30g
炒冬瓜子 30g	炒桃仁 9g	苍耳子 6g	薄荷 3g（后下）
白芷 6g	粉葛 40g	姜半夏 9g	辛夷 6g（包煎）
炒枳实 6g	竹茹 9g	陈皮 6g	茯苓 9g
川芎 9g			

中药 14 剂，日一剂，水煎服，早晚各一次。

成功治愈。

病案分析

患者头疼十多年，经西医核磁检查正常，临床 90% 的头痛是由鼻窦炎导致的，于是现场检查确认是否有鼻窦炎，通过医用手电筒看到两侧鼻甲肥大，触诊额窦压痛，确诊为鼻窦炎导致的头痛，故处方肺痈大合方合苍耳子散，肺痈大合方是张庆军老师将《金匮要略》肺痿肺痈咳嗽上气病第七篇中治疗肺痈的四个处方，葶苈大枣泻肺汤、桔梗汤、桔梗白散、千金苇茎汤合起来（去掉了方中烈性的巴豆），用来治疗咳嗽吐脓、咳嗽吐血、咳嗽既吐脓又吐血以及各种化脓性病变的首选方。鼻窦炎是鼻窦里面的脓性分泌物排不出来导致的炎症，故选肺痈大合方，合苍耳子散的作用是通鼻窍，因患者颈椎不适，怕冷，头皮紧，有轻微表证加葛根解肌，一诊开方 7 剂，同时配合荆芥外敷，盐酸萘甲唑啉滴鼻液滴鼻外用；二诊头痛减轻，头皮发紧消失，无恶心，效果明显，自述平时精神疲惫，容易乏力，舌质淡，舌苔腻有唾液线，见到唾液线用温胆汤，这是张庆军老师总结的典型的舌苔处方，于是原方合温胆汤，再加一味治头痛的专药川芎，开方 14 剂。

五、鼻炎、鼻窦炎病脉证治

医生的职责是治病救人，病人来了也是要治病，说明这个“病”非常的重要，我们要把病列到第一位，这是非常关键的环节。

今天我们以鼻窦炎为例来说明“病”的重要性。

说到“病”，首先离不开西医的“病”。其次，也离不开中医的“病”。这两个“病”都要诊断正确，就是先诊断“病”，先“辨病”，所以我们强调病脉证治。

病案 1

有位六十多岁的老人，多年来一直被胃部不适所困扰，感到胃痛、烧心。我首先询问他平时主要吃些什么药？老年人用药往往非常复杂，有的人一天要吃好几种或十几种药，有的甚至要不停歇地服药，每小时一次。这位病人告诉我，他在吃止痛药，我判断止痛药是他胃部不适的源头，因为止痛药通常对胃有刺激性。

我进一步追问，为何需要服用止痛药呢？他说是为了缓解头痛。哪里痛？痛了多久？他说是头痛，已经疼了三十多年。我又问去做过检查吗？他说检查了，一切正常，但还是头疼难忍，最终只能依赖止痛药，结果又引发了胃痛。

接下来，我们来仔细分析一下这位病人的情况。其实，他的胃本身应该是没有大问题的，甚至可以说是相当健康的，能够耐受三十多年的止痛药在近几年才出现不适，这就说明问题不在胃上。我们需要关注的，是他头痛的根源。根据我的经验，这种长期慢性的头痛，很可能是鼻窦炎作祟。这一点，我在多年的行医过程中深有体会。

我检查了他的鼻甲，发现鼻甲肥大，随后又进行了鼻窦区的按压检查，确实有疼痛感，因此确诊为鼻窦炎。从西医的角度来看，他的病症就是鼻窦炎，这是一个经常被误诊的疾病，这位病人也因此痛苦了三十多年。那么，从中医的角度来看呢？这属于经方中的肺痈病范畴。

一旦诊断明确，治疗就变得相对简单了。我们有成熟的治疗方案，包括肺痈大合方，配合盐酸萘甲唑啉滴鼻液外用和荆芥外敷。经过 21 天的治疗，病人的头痛完全消失了，胃痛也随之而愈，因为他不再需要服用止痛药了。

所以，给病人准确诊断出西医的病名很重要，同时，结合中医的理论，诊断出经方的病名也同样关键。这样，我们才能为患者找到最适合的治疗方案，帮助他们恢复健康。

病案 2

有个 17 岁的男孩，低烧两年多，尝试了吃药、打针、住院、输液等各种治疗方法，还经历了无数次的检查，结果都是一切正常。想想这孩子，真是受了不少苦，花了不少钱，心里也是七上八下的，满是担忧和恐惧。当他来找我时，手里抱着一摞厚厚的病历和检查单，我说："这些就别给我看了，就算给我一个小时也看不完，而且如果这些方法有用，你的病早就该好了。我要用我的方法来找出你西医和中医的病名。"

对于这位病人，首要任务就是确诊。我们不能仅仅停留在"低烧"这个症状上，因为那并不是病名。由于我以前开过鼻窦炎专科，对鼻窦炎非常了解。我拿出手电筒照了照他的鼻甲，发现鼻甲肥大，再进一步检查鼻窦区，发现有压痛，于是确诊为鼻窦炎。你可能会问，为什么在医院里没有诊断出来呢？因为医生可能根本没往这方面想。鼻窦炎通过拍脑 CT 或脑电图是查不出来的，必须拍鼻窦 CT。当然，通过观察鼻甲肥大和做鼻窦区压痛检查，也是可以确诊的。我们之前确诊过不少鼻窦炎患者，有个南方的患者，头疼了好几年，我一分钟就确诊他是鼻窦炎，他还不信，说去过很多大医院都没诊断出来。我让他去拍鼻窦 CT，报告单上写的结果就是鼻窦炎。

确诊鼻窦炎后，我们给这位病人用了 21 天的药，他的烧就退了。他特别感慨，说自己受了这么多年的罪，没想到只是一个小小的、常见的鼻窦炎。我们治疗过很多这样的病人，都是慢性鼻窦炎引起的低烧。所以，正确诊断病名真的太重要了。从西医角度看，这是鼻窦炎；从中医角度看，这是肺痈病，我们用肺痈大合方来治疗。

为什么鼻窦炎在中医里会被诊断为肺痈病呢？这是因为鼻窦炎患者的窦腔内充满了脓液，而鼻子和鼻窦都与肺息息相关。想象一下，如果鼻子里或者鼻窦里有脓，这不就是肺出了问题嘛，所以称之为肺痈病。鼻窦炎患者的鼻窦里脓液很多，但因为鼻甲肥大堵住了窦口，脓液排不出来，所以他们既不流黄鼻涕，也不吐黄痰。这样一来，大家就容易忽略鼻子的问题，导致误诊。不论是西医的鼻窦炎，还是中医的肺痈病，都常常被误诊，有的患者甚至被误诊了几十年。

病案 3

有个上海的患者来找我，他说他想治疗注意力不集中。他从小学开始就这样，上课时思想总是飘走，老师讲的内容他完全没听进去，思绪早已飞到九霄云外了。他无法控制自己集中注意力，甚至开车时都会走神。医院诊断他为精神疾病，让他吃精神类药物来控制。但吃了这么多年精神类药，病情并没有好转，反而因为药物的副作用，身体越来越差，肝肾都受到了损伤，可他又不敢停药。

我一听他的症状，就知道这是鼻窦炎。我在这里可以很肯定地说，我接诊的所有注意力不集中的情况，都是鼻窦炎导致的，没有例外。我们通过检查鼻甲肥大和鼻窦压痛来确诊。当然，他一开始也是半信半疑，但回去后立刻按我的要求做了鼻窦 CT 检查，结果真的确诊了鼻窦炎。我之前跟他说他不是精神病，是鼻窦炎，他还不信，非要仪器检查的结果才肯相信。不过，最终他还是确诊了鼻窦炎，并经过 21 天的治疗，注意力不集中的问题就解决了。

六、被误诊的鼻窦炎医案

病案 1

二十多年前的某一天，一位初中生的女孩由她父亲带着来找我。父亲讲述了女儿遭遇的不幸：孩子在学校被误认为偷了同学的一本字典，这莫大的委屈让她的精神状态出了问题，家里人都觉得她的行为开始变得不正常。去医院一检查，说是得了精神病。家人心急如焚，立刻安排她住进了精神病院，在那里接受了三个月的治疗，不仅吃了不少精神类药物，还尝试了当时颇为流行的电休克疗法。然而，三个月下来，情况并未好转。

于是，他们带着女孩找到了我。我问孩子："你流不流鼻涕呢？"她回答流鼻涕，还是黄色的。我又继续问："还有哪里不舒服吗？"她告诉我，头总是晕晕乎乎的，感觉脑子不清醒。我一听，这不就是鼻窦炎的典型症状吗？我马上跟女孩的父亲说，这孩子得的可能是鼻窦炎，她父亲一脸疑惑。我劝他带孩子去做检查，拍了鼻窦的 CR 片后，结果证实了我的判断——鼻窦炎。后来，吃了二十多天治疗鼻窦炎的中药，女孩就康复了。

这件事给我留下了极深的印象，一个鼻窦炎竟然被误诊为精神病，这在医学临床上并不罕见，很多人可能都遭遇了类似的误诊。

病案 2

这是一位三十多岁的女病人，长期失眠，严重时甚至连续数日无法合眼，那种煎熬真是难以言表。为了求得片刻安宁，她只能依赖安眠药，但即便是这样，也只能勉强维持两三个小时的浅睡眠，日复一日，她的头脑始终处于一种昏昏沉沉的状态。

首诊时，我是按照失眠来治疗的，采用了柴胡加龙骨牡蛎汤这一经方。然而，出乎意料的是，这剂药方对她竟然毫无效果，这让我感到诧异，因为我治疗失眠的成功率一向很高。二诊时，我又细问了她其他症状，得知她的记忆力也大不如前。一个正值壮年的女性，记忆力衰退显然不能简单地归结为老年痴呆。于是，我开始怀疑，或许她的失眠另有隐情，鼻窦炎可能就是那个被忽视的病因。

经过进一步的鼻甲检查和鼻窦区的压痛测试，果然，鼻窦炎的诊断得到了确认。一旦确诊，治疗方案也就水到渠成，我采用了肺痈大合方这一特效方案。值得一提的是，我治疗鼻窦炎的方法相对固定，都是采用肺痈大合方，关键在于准确诊断。这位女士在服用了 21 天的肺痈大合方后，鼻窦炎得到了根治，随之而来的奇迹是，她的失眠也不治而愈了。

为了巩固疗效，在病人鼻窦炎治愈后，我建议她服用半个月的中成药，即玉屏风颗粒和金匮肾气丸来调理身体。随着鼻窦炎的彻底康复，她的头痛、鼻塞、流涕等症状逐一消失，就连原本因鼻窦炎导致的头脑昏沉、记忆力减退等问题，也在半年内自然而然地恢复了正常。

这个失眠的患者，其根源是鼻窦炎，而症状却表现为失眠。接下来，我们再来看一个与焦虑症相关的例子，同样充满了意想不到和启示。

病案 3

一位二十出头的年轻人，被焦虑情绪深深困扰，以至于无法正常上班，每日都沉浸在无尽的焦虑之中。他的家庭条件相当优渥，但家人对焦虑症的理解有误，认为它属于精神病的范畴，于是给他服用了精神类药物。没想到，这一举措反而让他的状况雪上加霜，不仅焦虑未治好，反而全身乏力，对生活失去了信心和兴趣，甚至产生了消极的情绪。

这位病人初次就诊时，我也受他家人和他本人对病情的误导，按照焦虑症开了药方。然而，经过两次治疗，效果并不显著，只是略有改善。经过一番探究，我怀疑他的焦虑可能与鼻窦炎有关。经过检查，这一猜测得到了证实。于是，我迅速调整了治疗方案，针对鼻窦炎进行治疗，最终使他的病情得到了有效的缓解。

这一案例再次证明了诊断的重要性，无论是西医还是中医，准确的诊断都是治疗的前提。西医将他的病症诊断为鼻窦炎，而非焦虑症；而中医则将其视为肺痈病，采用肺痈大合方进行治疗。

此外，我还接触过一些双相情感障碍的患者，其特征是一段时间焦虑，一段时间抑郁。从中医的角度来看，这是少阳病，表现为矛盾现象。我以前常用柴胡加龙骨牡蛎汤来治疗这类疾病，效果确实不错，但也有例外。后来，我发现这些未治愈的病例中，有不少与鼻窦炎有关。经过检查确诊后，采用肺痈大合方进行治疗，病情得到了显著的改善。

现在，小儿多动症和抽动症的患者越来越多。我在治疗这类疾病时，通常采用滋阴的方法，如镇肝熄风汤、一贯煎、六味地黄汤等，效果都还不错。当然，也有个别患者难以治愈，我发现他们中有的患有鼻窦炎、过敏性鼻炎或过敏性结膜炎，还有的患有颈椎病。也就是说，他们的多动症或抽动症可能并非真正的病因，并没有找到病根。例如，有些多动症的患者实际上是过敏性鼻炎引起的，他们不停地揉鼻子，一问之下才知道鼻子痒得厉害。对于这类患者，我们按照过敏性鼻炎的治疗方案进行治疗，往往能取得较好的效果。

有些孩子患有多动症，其实根源可能在于鼻窦炎。要判断是否是鼻窦炎引起的，可以观察鼻甲是否肥大，或者按压鼻窦区看是否有疼痛感。当然，更准确的诊断方法还是通过西医的鼻窦 CR 片或 CT 片来确认。一旦确诊为鼻窦炎，按照中医经方中的肺痈病来治疗，往往能取得显著的效果。鼻窦炎其实是一种非常常见的疾病，但遗憾的是，很多医生对此并不了解，容易忽视其存在。

还有些病人长期受到咽炎的困扰，嗓子里总是有痰，似乎永远也吐不完。他们四处求医，按照咽炎来治疗，却始终不见好转。后来才发现，原来这些症状是由于鼻涕倒流，刺激咽部引起的，本质上还是鼻炎或鼻窦炎的问题。一旦按照鼻炎、鼻窦炎来治疗，很快就能康复。

我曾接诊过一位来自山东的慢性中耳炎患者，他多年的中耳炎一直未能治愈，也尝试过各种方法。经过检查，我发现他同时患有鼻窦炎和中耳炎。我告诉他，他的中耳炎很可能是鼻窦炎引起的，建议优先治疗鼻窦炎。他接受了我的建议。果然，鼻窦炎治愈后，中耳炎也自然而然地好了，无需额外治疗。

此外，鼻窦炎还可能引发眼部的病变。有些病人感觉眼睛憋胀不适，其实可能是鼻窦炎在作祟。我就遇到过这样一位女患者，她因为眼睛憋胀难受而前往眼科医院就诊。眼科医生按照眼部病变来治疗，滴眼药水、打针，折腾了两三个月却毫无效果。后来她找到我，我根据经验判断她的症状是由鼻窦炎引起的。经过 20 天的鼻窦炎治疗，她的眼睛问题也随之解决了。

倘若这位病人没有遇到我，而是一直被当作眼病来治疗，那她恐怕要承受无尽的痛苦与折磨，更关键的是，这样的治疗无法解决根本问题，因为她的眼睛病变其实是鼻窦炎导致的，与眼睛本身并无直接关联。我注意到，那些感觉眼睛憋胀的病人，很多时候都是鼻窦炎在作怪。鼻窦炎的诊断其实并不复杂，关键在于医生是否能想到这一点。

面部、耳部、眼部、鼻部、咽喉以及头部的诸多疾病，包括头脑不清醒、失眠以及精神方面的问题，都与我们的头部息息相关。因此，在遇到这些疾病时，我们有必要考虑鼻窦炎的可能性。在我坐诊的过程中，几乎每天都会遇到鼻窦炎的病人，有时甚至一天好几个。他们中有的已经确诊但久治不愈，有的则根本不知道自己患有鼻窦炎，直到我为他们确诊。鼻窦炎是一种常见病、多发病，对孩子的学习成绩和记忆力有着极大的影响。

有些孩子学习成绩不佳，记忆力差，老师刚讲过的内容转眼就忘，家长为此不惜花费重金请特级教师为孩子补课，但往往收效甚微。其实，很多时候问题的根源在于鼻窦炎。只有治好了鼻窦炎，孩子的记忆力才会得到提升，学习成绩自然就好了。此外，鼻窦炎还会导致注意力不集中的问题。那些无法集中注意力的病人，往往会在听课的过程中走神，思绪飘到九霄云外，比如从西游记联想到三国演义。他们很难专心致志地去做一件事。我可以肯定地说，所有的注意力不集中都与鼻窦炎有关。只要按照鼻窦炎进行治疗，半年后他们的注意力就能彻底恢复正常。

七、误诊为小儿抽动症的鼻窦炎医案

小儿抽动症、多动症以及抽动秽语综合征，这三者其实都差不多，过度细分并无太大意义，治疗方案也大同小异。

近年来，这类疾病的发病率越来越高，很多情况下与孩子们患过的呼吸道疾病，如咳嗽、哮喘、支气管哮喘等，以及在使用了一种名为孟鲁司特的药物后有关。因此，以后我们提到这类疾病，就不再细分名称了，大家心里明白就好。关键的一点是，患有这类疾病的孩子们，今后绝对不能再使用孟鲁司特这种药物了，因为很可能是它引发了这些症状，这可能是因为有些孩子对该药物的过敏反应或存在特殊体质问题，但无论如何，都不能再用了，这是防止复发的关键。

接下来，我要强调两个重要问题。首先，小儿多动症的一个诊断标准是注意力不集中。西医通常会用一些精神类药物来治疗这个问题，但我认为效果并不理想。很多病人反映，即使长期服用这些药物，注意力不集中的问题也并未得到解决，反而可能因为药物的副作用导致精神恍惚，注意力更加难以集中。我治疗过太多这样的病例，可以肯定地说，注意力不集中的主要原因并非多动症，也不是精神类疾病，而是鼻窦炎，或者说是中医所说的肺痈病。

注意力不集中、头昏沉不清醒等症状，往往是由鼻窦炎引起的。要确诊鼻窦炎，只需拍摄鼻窦的 CR 片或 CT 片即可，无需进行脑电图、脑 CT 或脑磁共振等检查，因为这些检查是查不出鼻窦炎的。无论是西医还是中医，我始终认为正确的诊断是治疗的前提。因此，当大家遇到以注意力不集中为主要症状的病人时，应首先要想到鼻窦炎的可能性，如果确诊为鼻窦炎，就按照鼻窦炎的治疗方法进行处理。

八、鼻窦炎注意力不集中医案（附：鼻窦炎常见问题解答）

李某，男，19 岁，安徽人。

【初诊】2023 年 7 月 2 日。

【主诉】心慌，注意力不集中，走神；眠可；纳可；不爱紧张；不怕冷，不怕热，大便正常，口不苦，能吃凉的；上小学时有多动症；头不痛，心烦，胆小；嗓子有痰；脉有力。从小就注意力不集中，诊断为多动症，曾吃过抗精神病类药物。

【诊断】鼻窦炎。

【病】肺痈病。

【脉】脉有力。

【证】鼻窦里有脓，注意力不集中。

【治】肺痈大合方。

【处方】肺痈大合方合苍耳子散、荆芥外敷，盐酸萘甲唑啉滴鼻液滴鼻。

葶苈子 30g	大枣 45g	桔梗 6g	川贝母 3g
浙贝母 12g	芦根 30g	炒桃仁 9g	薏苡仁 30g
炒冬瓜子 30g	甘草片 6g	苍耳子 6g	薄荷 3g（后下）
白芷 6g	辛夷 6g（包煎）		

中药 20 剂，日一剂，水煎服。

【二诊】2023年7月22日。

注意力不集中症状好转；鼻甲肥大减小；前几天吹空调感冒了。舌质淡，苔薄白腻，舌尖稍红。

【处方】柴胡加龙骨牡蛎汤合温胆汤加薏苡仁30g。

柴胡24g	黄芩9g	桂枝9g	茯苓9g
龙骨15g	牡蛎30g	代赭石30g	大黄2g
清半夏9g	西洋参3g	大枣30g	麸炒枳实9g
茯苓9g	清半夏9g	竹茹15g	新会陈皮6g
炙甘草6g	生姜9片	薏苡仁30g	

中药20剂，日一剂，水煎服，忌辛辣刺激。

【三诊】2023年8月12日。

注意力能一次集中一个半小时。

【处方】柴胡加龙骨牡蛎汤合温胆汤加薏苡仁。中成药孔圣枕中丹。

柴胡24g	黄芩9g	桂枝9g	茯苓9g
龙骨30g	牡蛎30g	代赭石30g	大黄2g
清半夏9g	人参片6g	生姜9片	大枣30g
麸炒枳实9g	茯苓9g	清半夏9g	竹茹15g
新会陈皮6g	炙甘草6g	薏苡仁30g	

中药20剂，日一剂，水煎服。

【四诊】2023年10月14日。

注意力不集中的症状好很多了，只剩早晚鼻子堵。

舌质淡红，苔腻，舌尖红。

【处方】甘露消毒丹加皂角刺、三棱、莪术。

连翘 12g	茵陈 18g	小通草 6g	滑石 25g（布包）
黄芩片 9g	川贝母 3g	射干 6g	广藿香 10g
石菖蒲 12g	豆蔻 8g	皂角刺 6g	醋三棱 6g
醋莪术 6g	薄荷 6g（后下）		

中药 14 剂，日一剂，水煎服。

这个病人注意力不集中最后彻底治愈了。

病案分析

让我们来看一下这位 17 岁患者的情况。他长期以来注意力不集中，从小就被误诊为小儿多动症，多年来四处求医却未能根治。当他来到郑州寻求我的帮助时，凭借我丰富的经验，我当场就判断他患的是鼻窦炎。为了验证我的判断，我让他回去拍了鼻窦片，结果证实了我的诊断。随后，他开始接受药物治疗，仅仅 20 天后，他的症状就得到了显著改善。

注意力不集中、头脑昏沉不清，这些症状在经过我们的治疗后，通常在 20 天左右就能得到缓解。而随着时间的推移，大约半年左右，患者的大脑功能会逐渐恢复正常，所有问题都会迎刃而解。关于鼻窦炎的治疗，我们之前已经多次提及，有一套成功率极高的治疗方案，那就是肺痈大合方配合滴鼻净和荆芥外敷。这套方法对于鼻窦炎患者来说，一般 20 天左右就能见效，这位患者也不例外。

然而，这位患者的治疗难点并不在于治疗本身，而在于诊断。具体来说，是西医和经方病名的诊断。在学习医学的过程中，我们首先要学习的就是诊断，特别是疾病的准确诊断。无论是西医还是中医的疾病，正确的诊断都是治疗的前提和基础。

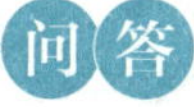

1. 鼻子堵，鼻甲肥大，是不是常规加皂角刺、三棱、莪术各 6 克？

张庆军回答：是的。

2. 请问张老师，孔圣枕中丹的应用要点是什么？

张庆军回答：健忘，记忆力差。

3. 二诊柴龙牡用西洋参，三诊换成人参，是因为舌尖不红了吗？

张庆军回答：是。

4. 请问老师，二诊以后换成柴龙牡是针对什么证的？谢谢！

张庆军回答：心烦胆小。

5. 老师，请问鼻窦炎会引起小孩子淋巴结肿大吗？

张庆军回答：很少。小孩子淋巴结肿大，大部分都是由扁桃体炎、中耳炎引起的。

九、鼻窦炎流黄脓鼻涕医案

某男，60 岁，郑州人。

【初诊】2023 年 2 月 18 日。

【主诉】打喷嚏，用嘴呼吸，流黄脓鼻涕，晨起咳黄痰；右脉滑有力，舌质红，苔腻，有唾液线。

【诊断】鼻窦炎。

【处方】肺痈大合方合苍耳子散，盐酸萘甲唑啉滴鼻液滴鼻，荆芥外敷 20 天。

葶苈子 30g	大枣 45g	桔梗 6g	川贝母 3g
浙贝母 12g	芦根 30g	薏仁 30g	炒桃仁 9g
炒冬瓜子 30g	甘草片 6g	炒苍耳子 6g	辛夷 6g（包煎）
白芷 6g	薄荷 4g（后下）		

荆芥 100g 外用；盐酸萘甲唑啉滴鼻液滴鼻。

中药 7 剂，日一剂，水煎服。

【二诊】2023 年 2 月 25 日。

整体好转很多，鼻子通气了。

【处方】肺痈大合方合苍耳子散。

葶苈子 30g	大枣 45g	桔梗 6g	川贝母 3g
浙贝母 12g	芦根 30g	薏仁 30g	炒桃仁 9g
炒冬瓜子 30g	甘草片 6g	炒苍耳子 6g	辛夷 6g（包煎）
白芷 6g	薄荷 4g（后下）		

中药 7 剂，日一剂，水煎服。

【三诊】2023 年 3 月 4 日。

服药后鼻子通气了，舒服多了，受凉鼻塞减轻。

【处方】肺痈大合方合苍耳子散。

葶苈子 30g	大枣 45g	桔梗 6g	川贝母 3g
浙贝母 12g	芦根 30g	薏仁 30g	炒桃仁 9g
炒冬瓜子 30g	甘草片 6g	炒苍耳子 6g	辛夷 6g（包煎）
白芷 6g	薄荷 4g（后下）		

中药 7 剂，日一剂，水煎服。吃完中药后，口服中成药玉屏风颗粒、金匮肾气丸。成功治愈。

十、鼻窦炎头疼二十年医案

某女，58 岁，新乡人。

【初诊】2024 年 10 月 20 日。

【主诉】头痛二十几年。新冠阳后全身不舒服，全身疼痛，前几年爱生气，不怕冷，不怕热，口不渴，晚上醒后嗓子干，不吃凉的，胃镜检查示浅表性胃炎，眠差易醒；舌质淡，苔薄白。左侧鼻甲肥大。

【诊断】鼻窦炎。

【病】阴阳毒狐惑病。

【脉】不需要。

【证】阳后全身不舒服。

【治】甘草泻心汤合升麻鳖甲当归。

【处方】甘草泻心汤合升麻鳖甲汤合肺痈大合方合苍耳子散，盐酸萘甲唑啉滴鼻液滴鼻，荆芥外敷 20 天。

醋鳖甲 15g	炙甘草 12g	升麻 9g	干姜 3g
姜半夏 9g	黄连片 3g	黄芩片 9g	炒葶苈子 30g
党参片 6g	炒山桃仁 9g	桔梗 6g	浙贝母 12g
炒冬瓜子 30g	当归 9g	大枣 45g	芦根 30g
薏苡仁 30g	川贝母 3g	炒苍耳子 6g	辛夷 6g（包煎）
白芷 6g	薄荷 3g（后下）		

中药 14 剂，日一剂，水煎服。

【二诊】2024 年 11 月 2 日。

头基本不痛了，有时感觉轻微头晕。

【处方】甘草泻心汤合升麻鳖甲汤合肺痈大合方合苍耳子散。

醋鳖甲 15g	炙甘草 12g	升麻 9g	干姜 3g
姜半夏 9g	黄连片 3g	黄芩片 9g	当归 9g
党参片 6g	炒冬瓜子 30g	浙贝母 12g	炒山桃仁 9g
炒葶苈子 30g	桔梗 6g	大枣 45g	芦根 30g
薏苡仁 30g	川贝母 3g	炒苍耳子 6g	辛夷 6g（包煎）
白芷 6g	薄荷 3g（后下）		

中药 14 剂，日一剂，水煎服。成功治愈。

十一、鼻窦炎合并上颌窦囊肿医案

某男，10 岁，卫辉人。

【初诊】2023 年 8 月 31 日。

【主诉】中午头痛。鼻窦炎，额窦炎，腺样体肥大，鼻中隔偏曲，检查有上颌窦囊肿，中午头痛，鼻子不透气；舌质淡，苔白腻，苔有红点。

囊肿加皂角刺，如果嫌中药苦，可以加白糖。

【诊断】鼻窦炎。

【处方】肺痈大合方加皂角刺 6g。盐酸萘甲唑啉滴鼻液滴鼻，荆芥外敷 20 天。

炒山桃仁 9g	浙贝母 12g	桔梗 6g	炒冬瓜子 30g
甘草片 6g	大枣 45g	芦根 30g	炒葶苈子 30 g
薏苡仁 30g	川贝母 3g	皂角刺 6g	

中药 7 剂，日一剂，水煎服。

【二诊】2024 年 9 月 7 日。

中午头不痛了；舌质淡，苔白腻，舌苔有红点，舌尖红。

【处方】肺痈大合方加皂角刺 6g。

炒山桃仁 9g	浙贝母 12g	桔梗 6g	炒冬瓜子 30g
甘草片 6g	大枣 45g	芦根 30g	炒葶苈子 30g
薏苡仁 30g	川贝母 3g	皂角刺 6g	

中药 14 剂，日一剂，水煎服。

2024 年 9 月 21 日病人反馈，头痛、鼻塞痊愈。再次检查发现上颌窦囊肿消失。

十二、鼻窦炎头疼合并有过敏性鼻炎医案

某男，23 岁，郑州人。

【初诊】2023 年 9 月 24 日。

【主诉】鼻子痒，晨起打喷嚏，头痛。过敏性鼻炎，鼻窦炎，右侧鼻甲肥大；脉有力，舌质淡，苔薄白腻，湿润，有唾液线。

【诊断】鼻窦炎。

【处方】小青龙汤合千金苇茎汤合小柴胡汤加川芎；盐酸萘甲唑啉滴鼻液滴鼻，荆芥外敷 20 天。

麻黄 3g	白芍 9g	细辛 3g	干姜 6g
炙甘草 6g	桂枝 9g	五味子 6g	清半夏 9g
柴胡 24g	黄芩片 9g	人参片 6g	生姜 3 片
大枣 45g	川芎 12g	芦根 30g	薏苡仁 30g
炒冬瓜子 30g	炒桃仁 9g		

中药 7 剂，日一剂，水煎服，早中饭后服药。

【二诊】2023 年 10 月 1 日。

头痛好了，鼻子痒、晨起打喷嚏症状好转。

【处方】小青龙汤合千金苇茎汤合小柴胡汤加川芎。

麻黄 3g	白芍 9g	细辛 3g	干姜 6g
炙甘草 6g	桂枝 9g	五味子 6g	清半夏 9g
柴胡 24g	黄芩片 9g	人参片 6g	生姜 3 片
大枣 45g	川芎 12g	芦根 30g	薏苡仁 30g
炒冬瓜子 30g	炒桃仁 9g		

中药 7 剂，日一剂，水煎服，早中饭后服药。

【三诊】2023 年 10 月 1 日。

无不适症状。

【处方】小青龙汤合千金苇茎汤合小柴胡汤加川芎。

麻黄 3g	白芍 9g	细辛 3g	干姜 6g
炙甘草 6g	桂枝 9g	五味子 6g	清半夏 9g
柴胡 24g	黄芩片 9g	人参片 6g	生姜 3 片
大枣 45g	川芎 12g	芦根 30g	薏苡仁 30g
炒冬瓜子 30g	炒桃仁 9g		

中药 7 剂，日一剂，水煎服，早中饭后服药。汤药喝完，口服中成药玉

屏风颗粒、金匮肾气丸善后。

成功治愈。

十三、鼻窦炎合并饭量大、易饥医案

某女，23 岁，许昌人。

【初诊】2024 年 9 月 28 日。

【主诉】头痛。从小就容易头疼，胃痛，饭量大，饿得快，怕热，口渴，出汗多，吃止痛片。舌质淡，苔薄。脉有力。

检查：鼻窦区压痛，鼻窦炎。

【诊断】鼻窦炎。

【病】阳明病。

【脉】脉有力。

【证】怕热，出汗多，口渴。

【治】白虎加人参汤。

【处方】肺痈大合方合苍耳子散合白虎加人参汤，盐酸萘甲唑啉滴鼻液滴鼻，荆芥外敷 20 天。

炒山桃仁 9g	浙贝母 12g	桔梗 6g	炒冬瓜子 30g
甘草片 6g	大枣 45g	芦根 30g	薏苡仁 30g
川贝母 3g	炒苍耳子 6g	白芷 6g	辛夷 6g（包煎）
生石膏 40g	知母 18g	山药片 30g	薄荷 3g（后下）
玄参 9g	炒葶苈子 30g		

中药 14 剂，日一剂，水煎服。

【二诊】2024 年 10 月 13 日。

流清鼻涕，晨起擤鼻涕时会流鼻血，胃不痛了，头痛减轻；舌质淡，苔薄。

【处方】肺痈大合方合苍耳子散合白虎汤。

炒山桃仁 9g	浙贝母 12g	桔梗 6g	炒冬瓜子 30g
甘草片 6g	大枣 45g	芦根 30g	薏苡仁 30g
川贝母 3g	白芷 6g	炒苍耳子 6g	辛夷 6g（包煎）
生石膏 40g	知母 18g	山药片 30g	薄荷 3g（后下）
玄参 9g	炒葶苈子 30g		

中药 7 剂，日一剂，水煎服。

【三诊】2024 年 10 月 20 日。

头痛次数明显减少，后脑勺、太阳穴疼痛，阳后身上经常长毒疮；舌质淡，苔薄腻；舌尖有红点。

【处方】甘草泻心汤合升麻鳖甲汤合新加升降散。

醋鳖甲 15g	炙甘草 12g	升麻 9g	干姜 3g
姜半夏 9g	黄连片 3g	黄芩片 9g	大枣 9g
当归 9g	党参片 6g	僵蚕 9g	蝉蜕 4g
片姜黄 10g	大黄 1g	栀子 9g	淡豆豉 9g
连翘 12g	薄荷 4g（后下）		

中药 5 剂，日一剂，水煎服。

【四诊】2024 年 10 月 27 日

头不痛了，腰部的红肿已经结痂。

【处方】甘草泻心汤合升麻鳖甲汤合新加升降散。

醋鳖甲 15g	炙甘草 12g	升麻 9g	干姜 3g
姜半夏 9g	黄连片 3g	黄芩片 9g	大枣 9g
当归 9g	党参片 6g	僵蚕 9g	蝉蜕 4g
片姜黄 10g	大黄 1g	栀子 9g	淡豆豉 9g
连翘 12g	薄荷 4g（后下）		

中药 5 剂，日一剂，水煎服。成功治愈。

十四、鼻窦炎头脑昏沉不清医案

某女，17 岁，山西晋城人。

【初诊】2024 年 7 月 28 日。

【主诉】头脑昏沉不清，注意力不集中。左脉有力，右脉一般，舌质淡，苔有红点，舌尖红。双侧鼻甲肥大。

【腹诊】左、右少腹，左右肋骨缘压痛。

【诊断】鼻窦炎。

【处方】肺痈大合方合苍耳子散，盐酸萘甲唑啉滴鼻液滴鼻，荆芥外敷 20 天。

炒山桃仁 9g	浙贝母 12g	桔梗 6g	炒冬瓜子 30g
甘草片 6g	大枣 45g	芦根 30g	炒葶苈子 30g
薏苡仁 30g	川贝母 3g	炒苍耳子 9g	辛夷 6g（包煎）
白芷 6g	薄荷 3g（后下）		

中药 14 剂，日一剂，水煎服。

【二诊】2024 年 8 月 11 日。

头疼明显好转，上课注意力不集中，大便正常。

【腹诊】下瘀血汤证明显，因为脐下压痛明显。

【处方】肺痈大合方合苍耳子散合下瘀血汤。

炒山桃仁 9g	浙贝母 12g	桔梗 6g	炒冬瓜子 30g
甘草片 6g	大枣 45g	芦根 30g	炒葶苈子 30g
薏苡仁 30g	川贝母 3g	炒苍耳子 9g	辛夷 6g（包煎）
白芷 6g	大黄 1g	土元 6g	薄荷 3g（后下）

中药 7 剂，日一剂，水煎服。成功治愈。

十五、鼻窦炎注意力不集中医案

某女，13 岁，郑州人。

【初诊】2024 年 7 月 21 日 。

【主诉】后头痛。注意力不集中，检查一切正常，走路头晕，双鼻孔不通气，不流鼻涕；舌质淡，苔白腻，舌苔有红点。鼻甲肥大。

【诊断】鼻窦炎。

【处方】肺痈大合方合苍耳子散加粉葛 40g，盐酸萘甲唑啉滴鼻液滴鼻，荆芥外敷 20 天。

炒山桃仁 9g	桔梗 6g	浙贝母 12g	炒冬瓜子 30g
甘草片 6g	大枣 45g	芦根 30g	炒葶苈子 30g
薏苡仁 30g	川贝母 3g	炒苍耳子 6g	薄荷 4g（后下）
白芷 6g	炒栀子 9g	粉葛 40g	辛夷 6g（包煎）

中药 7 剂，日一剂，水煎服。

【二诊】2024 年 7 月 28 日。

头痛明显好转，舌质淡，苔白腻，苔有红点。鼻甲肥大。

【处方】肺痈大合方合苍耳子散加粉葛 40g。

炒山桃仁 9g	浙贝母 12g	桔梗 6g	炒冬瓜子 30g
甘草片 6g	大枣 45g	芦根 30g	炒葶苈子 30g
薏苡仁 30g	川贝母 3g	炒苍耳子 6g	薄荷 4g（后下）
白芷 6g	炒栀子 9g	粉葛 40g	辛夷 6g（包煎）

中药 7 剂，日一剂，水煎服。

【三诊】2024 年 8 月 11 日。

后头痛明显好转，舌质淡，苔白腻，苔有红点，有唾液线，鼻甲肥大。

【处方】葛根芩连汤合温胆汤加川芎 15g，栀子 15g，生地 9g。

麸炒枳实 6g	陈皮 9g	姜半夏 9g	甘草片 6g
茯苓 9g	竹茹 9g	大枣 10g	葛根 40g
黄芩片 9g	黄连片 3g	生地黄 9g	川芎 15g
栀子 15g			

中药 3 剂，日一剂，水煎服。成功治愈。

十六、鼻窦炎头顶痛医案

某男，13 岁，郑州人。

【初诊】2023 年 11 月 26 日 。

【主诉】下午上班时阵发性头痛，头顶痛，回家就不痛了。鼻塞，既往晨起头痛，鼻甲肥大，感冒后头痛。

【诊断】鼻窦炎。

【处方】肺痈大合方合苍耳子散，盐酸萘甲唑啉滴鼻液滴鼻，荆芥外敷 20 天。

炒葶苈子 10g	大枣 15g	桔梗 2g	川贝母 1g
浙贝母 4g	冬瓜子 10g	薏苡仁 10g	芦根 10g
炒桃仁 3g	甘草片 2g	炒苍耳子 6g	辛夷 6g（包煎）
白芷 6g	薄荷 4g（后下）		

中药 7 剂，日一剂，水煎服。

【二诊】2023 年 12 月 2 日 。

下午阵发性头痛、头顶疼痛程度减轻，鼻甲肥大。

【处方】肺痈大合方合苍耳子散加川芎 9g。

炒葶苈子 10g	大枣 15g	桔梗 2g	川贝 1g
浙贝 4g	冬瓜子 10g	薏苡仁 10g	芦根 10g
炒桃仁 3g	甘草片 2g	川芎 9g	辛夷 6g（包煎）
白芷 6g	炒苍耳子 6g	薄荷 4g（后下）	

中药7剂，日一剂，水煎服。

【三诊】2023年12月9日。

专心学习时头痛。

【处方】肺痈大合方合苍耳子散加川芎12g、土茯苓20g。

炒葶苈子10g	大枣15g	桔梗2g	川贝1g
浙贝4g	冬瓜子10g	薏苡仁10g	芦根10g
炒桃仁3g	甘草片2g	川芎9g	辛夷6g（包煎）
炒苍耳子6g	白芷6g	土茯苓20g	薄荷4g（后下）

中药6剂，日一剂，水煎服。

【四诊】2023年12月16日。

头痛明显减轻，舌质淡。

中成药玉屏风颗粒，金匮肾气丸善后。

成功治愈。

十七、鼻窦炎张口睡觉医案

某女，11岁，郑州人。

【初诊】2023年10月29日。

【主诉】流脓黄鼻涕十余天。流脓黄鼻涕十几天了，鼻塞，张口睡觉。舌质淡，舌尖红，苔白腻。

【诊断】鼻窦炎。

【处方】三仁汤合肺痈大合方，盐酸萘甲唑啉滴鼻液滴鼻，荆芥外敷20天。

杏仁6g	白蔻仁9g	薏苡仁30g	厚朴6g
通草6g	清半夏5g	竹叶6g	滑石18g（另包）
炒葶苈子30g	大枣3枚	桔梗6g	川贝母3g
浙贝母6g	冬瓜子30g	芦根3g	炒桃仁9g
甘草片6g			

中药 5 剂，日一剂，水煎服。

【二诊】2023 年 11 月 4 日。

流鼻涕减少了，鼻塞减轻，舌质淡，苔白腻，舌尖红。

【处方】三仁汤合肺痈大合方。

杏仁 6g	白蔻仁 9g	薏苡仁 30g	厚朴 6g
通草 6g	清半夏 5g	竹叶 6g	滑石 18g（另包）
炒葶苈子 30g	大枣 3 枚	桔梗 6g	川贝母 3g
浙贝母 6g	冬瓜子 30g	芦根 30g	炒桃仁 9g
甘草片 6g			

中药 10 剂，日一剂，水煎服。

【三诊】2023 年 11 月 18 日。

流鼻涕明显减少，鼻子不透气明显好转，舌质淡，苔白腻，苔有红点，舌尖红，水滑。

【处方】三仁汤合肺痈大合方。

杏仁 6g	白蔻仁 9g	薏苡仁 30g	厚朴 6g
通草 6g	清半夏 5g	竹叶 6g	滑石 18g（另包）
炒葶苈子 30g	大枣 3 枚	桔梗 6g	川贝母 3g
浙贝母 6g	冬瓜子 30g	芦根 30g	炒桃仁 9g
甘草片 6g			

中药 5 剂，日一剂，水煎服。

【四诊】2023 年 12 月 16 日。

头痛痊愈。张口睡觉消失。

中成药玉屏风颗粒、金匮肾气丸各吃一盒。

成功治愈。

小贴士

鼻炎、鼻窦炎的治疗方法

一个人感冒了，鼻子酸，鼻子痒，打喷嚏，流清鼻涕，鼻子不透气，就说明这个人得了急性鼻炎。如果病人超过半个月了，鼻子还是不透气，流鼻涕，就是慢性鼻炎了。

同样，一个人感冒了，头疼、头胀、头部昏沉不清、头晕，说明这个人得了急性鼻窦炎。如果病人超过半个月了，还是头疼、头胀、头晕、头部昏沉不清，后来又慢慢出现记忆力下降了，说明这个人得了慢性鼻窦炎。

急性鼻炎、急性鼻窦炎，就是临床上的感冒，按感冒治疗就可以了。

而对于慢性鼻炎、慢性鼻窦炎的病人，现在发病率越来越高了，但临床的关注度不够。

根据我的临床观察，学生中只要头疼头晕的，基本上都是鼻窦炎。有的家长认为孩子头晕是脑神经衰弱，让孩子喝安神补脑液，这是不对的，属于误诊误治。

慢性鼻炎很容易诊断，鼻子不透气，流鼻涕，还可以看到鼻甲肥大。

临床上误诊最多的是鼻窦炎。

鼻窦炎的病人确诊方法是拍鼻窦X线片，拍鼻窦CT，拍鼻窦磁共振。

请大家注意，鼻窦炎这个疾病，拍脑CT是看不出来的，做脑电图也显示是正常的。

在中老年人群中，头疼、头晕的鼻窦炎病人可以占到80%左右，甚至更高。但很多人被误诊为神经性头疼或血管性头疼而长期误治。其实这些人只要拍个鼻窦的CT就可以确诊了。

我诊治过一个女病人，头疼40多年了，她说她是血管性头疼，头疼时血管有跳动感，我按了她的鼻窦压痛区，结果有明显的压痛，就告诉她说你误诊了，你得的是鼻窦炎，是鼻窦炎引起的头疼。病人不信，说以前做了好多次脑CT、脑电图、脑血流图，都没有人说是鼻窦炎啊！我说那你只有再去拍个鼻窦CT了。于是病人又拍了一个鼻窦CT，果然就是鼻窦炎，于是病人吃药治疗，很快头疼就消失了。

另外，鼻窦炎的病人记忆力会下降。

这是因为鼻窦里的炎症影响到了大脑的供氧。也正是因为这个原因，鼻窦炎的病人最怕煤气，就是有煤球炉的房间，鼻窦炎病人只要进了有煤球炉的房间，就会因缺氧加重而感到不舒服。

额窦位于两个眼眶的部位。

上颌窦位于两个颧骨的部位。

蝶窦位于两个太阳穴的部位。

筛窦位于两个眼内眦的部位。

我把鼻窦炎的相关知识讲清楚了，接着讲为什么会得鼻窦炎？

通过学习和临床验证，病人得慢性鼻窦炎的最主要原因是错误的擤鼻涕的方法。

病人感冒了以后，捏着两个鼻孔拼命地擤鼻涕，这时候，鼻腔里的压力大增，细菌顺势进入了鼻窦，于是慢性鼻窦炎就形成了。

正确的擤鼻涕方式是：按着左边的鼻孔来擤右边的鼻涕，然后再按着右边的鼻孔擤左边的鼻涕。也就是说，要按着一边的鼻孔去擤另一边的鼻涕，绝对不能同时捏着两个鼻孔擤鼻涕。

明白了这个道理以后，我对所有治疗过的鼻窦炎病人都要求他们今后终生都不能捏着两个鼻孔擤鼻涕。

这是疾病除根的一个关键。

对鼻炎、鼻窦炎病人治疗的另一个关键点是：一定要用通鼻窍的药物。

西药我用的是盐酸萘甲唑啉滴鼻液，简称滴鼻净，但大家要注意，这个药七周岁以上的人才能用。

那么七周岁以下的人怎么办呢？

我的方法是用苍耳子油。用苍耳子 20 克，砸烂，香油 2 两，加温，把苍耳子用香油慢慢炸黑，然后把苍耳子去掉，只用油。用超市卖的棉签，蘸苍耳子油，搽于两个鼻孔里，一天三次。搽的位置是鼻子软硬相接的那个部位。

下面大家看到的是我的用药说明书。

1. 忌烟酒、辣椒、生葱生蒜、方便面、玉米花、瓜子、饼干、花生。

忌口时间：半年，服药期间一滴酒也不能喝（包括白酒、甜酒、啤酒、干红）。

2. 滴鼻液 1 天 2 次，早晚各 1 次。一个鼻孔里面滴一滴，只用 5 天（这一瓶肯定用不完，扔掉），中间停 5 天不用，再连用 5 天，再扔掉，不用了。滴鼻时仰卧床上，头从床边向后垂，一个鼻孔滴一滴即可。3. 荆芥 5g，1 天用 1 次。用 6 碗水煮 10 分钟，煮后只用药水，把一个大毛巾放进水里，全部浸湿后，再拧得不干不湿，外部热敷。热敷部位从鼻孔往上直到额头全部盖住，用两条毛巾交替热敷，水凉了再热一下，毛巾凉了放水里再浸一下，毛巾不要太热，也不要太凉。外敷时间 10 ~ 30 分钟。外敷后不能再出门，以避免受风寒。

4. 中药 1 天一副，1 天 2 次。早晚饭后，必须用砂锅煮。冷水泡半小时，水开后煮半小时，嫌苦可以加白糖。

大家别小看外部热敷这个方法，效果很好的，虽然有点儿麻烦。

临床上最多见的是化脓性鼻窦炎。症状包括鼻塞、流黄鼻涕、头疼、头胀、头部昏沉不清，记忆力下降，有的是流白粘鼻涕。

我治疗的方案是：①忌口；②滴鼻；③外部热敷；④中药。

这样，中西医同用，内服外治相结合，治疗化脓性鼻窦炎的有效率非常高。

我已治了几千例，疗效都非常好，充分说明了这套方案的价值极大。

有一个九岁的男孩，两个眼眶疼，鼻子不透气，有时流白黏涕，有时流黄稠鼻涕。在医院确诊为上颌窦炎。吃过消炎药，输了七天液，无效，来找我治疗。

我的处理方案是：

1. 严格忌口，忌口时间半年，包括辣条、辣片、胡辣汤都不能吃，烟酒更不用说。生葱、生蒜不能吃，熟葱、熟蒜可以吃，姜可以吃，可以吃生花生米、煮花生米，但不能吃炒花生、油炸花生米。有的小孩子特别爱吃方便面，只能要求他们不能吃方便面里的调料，可以把方便面煮煮加青菜，这样可以吃。但最好还是不吃方便面。

2. 中药方案

炒葶苈子 30g	桔梗 5g	甘草 6g	川贝母 3g
浙贝母 12g	芦根 30g	薏苡仁 30g	冬瓜子 30g
桃仁 6g	大枣 3 个		

用冷水泡半小时，水开后煮半小时，1 天 1 付药，1 天 2 次，早晚饭后喝。

说明一下，有的小孩子（大约占十分之一）喝了第一次中药以后，有的恶心，有的肚子疼，有的把药都吐了，不要慌张，第二次喝中药时就没事儿了。这并不是因为中药有副作用，而是因为很多小孩子从来没喝过中药，中药太苦，胃肠道不适应引起的。可以加白糖或甜叶菊。

（一）滴鼻净（盐酸萘甲唑啉滴鼻液）的使用

滴鼻净治疗鼻炎、鼻窦炎疗效好。不管病人鼻子透气还是不透气，都要用滴鼻净。

使用时，1 天 2 次，早晚各 1 次，1 个鼻孔里面只滴一滴，用 5 天后停止使用，中间休息 5 天再用。再使用 5 天后，也要停药。这样 20 天的疗程里共用滴鼻净 10 天。

（二）外用药

每次取荆芥 5 克布包，加 6 碗水煮 10 分钟后，外部热敷。热敷时不要盖住鼻孔，从鼻孔上直到额头全部热敷。每天晚上用，切记不要烫着小孩儿。连用 20 天。

最后，要交代小孩子注意洗澡后、洗头后等头发、身体干了再出门，预防受凉。另外冬天身上出汗了，不要马上脱衣服，以免感冒。

用上面的方案治好的鼻炎、鼻窦炎我就不再举例了。我把上面处方的加减说一下。

1. 有太阳穴疼痛的，加柴胡 10g、黄芩 10g。
2. 有后脑勺疼痛的，加葛根 40g。
3. 有颈椎病的，加葛根 40g。

我还用这个药方治过几例偏头疼病人，病人偏头疼特别剧烈，上面的处方加川芎50g，结果很快就不疼了。

在鼻窦炎的病人里，有些病人属于易感冒。什么叫易感冒呢？一年之中，感冒次数超过三次的就叫易感冒。

对于这个问题，我解决的方案是：

先吃20天的鼻炎、鼻窦炎药。20天后吃补品。

补的方法是：蜂王浆1斤，蜂蜜4斤，搅匀。冰箱冷藏保存。1天3次，1次半调羹。

空腹吃，不加温，吃之前搅拌后再吃。1天吃1次，或1天吃2次也可以，尽量不要中断。吃完后就基本上不再感冒了。

老年人中鼻窦炎发病率也很高。我治过的老年鼻窦炎病人中，凡合并有高血压的，吃了我的鼻窦炎中药后有的人血压从此就正常了。这也从临床上证明了高血压病人中有一部分是鼻窦炎引起的。

大家治疗鼻窦炎时，需要注意，有的病人有胃病，要让他们同时吃西咪替丁来保护胃。

如果蜂王浆、蜂蜜方案不方便使用，可以吃玉屏风颗粒、金匮肾气丸善后。

鼻炎鼻窦炎课后问答

1. 老师能不能详细讲下鼻窦炎查体时，具体的按压部位，有时候压穴位处会有明显疼痛？

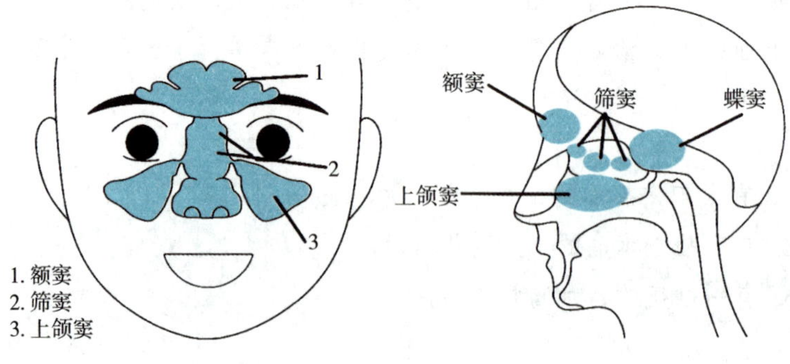

答：眼眶下是额窦的压痛点，眼内眦是筛窦的压痛点，太阳穴是蝶窦的压痛点，颧骨是上颌窦的压痛点。

2. 鼻窦炎鼻甲肥大怎么治疗?

答：吃了上面的药以后鼻甲肥大就消失了，因为鼻甲肥大是由炎症引起的，炎症没有了，鼻甲就不肥大了。加上三棱、莪术、皂刺消鼻甲肥大更快。

3. 小孩用量是多少呢?

答：七岁以下的用一半量。

4. 对有臭味的鼻炎效果怎么样? 需要怎么加减?

答：有臭味的治疗方法也一样。

5. 鼻炎、鼻窦炎如果没有鼻子不透气、流鼻涕这些症状，只有偏头痛或者头晕，血压高的患者，单独用中药内服可以吗?

答：如果病人只有偏头痛，或者头晕，血压高，那么就需要做检查。如果有鼻窦炎，就用鼻窦炎治疗方法，没有鼻窦炎，就不能用。

6. 蜂王浆可以用开水冲服吗?

答：不可以，因为蜂王浆温度高了就无效了。对于吃不了冷食物的患者，可以用蜂王浆和蜂蜜加 40℃以下的温水，冬天不放冰箱也可以。

7. 空鼻症，老觉得鼻子不舒服，又没鼻涕，不自主地吹鼻子，能用这法吗?

答：不能用。那是萎缩性鼻炎，不是化脓性的。

8. 患者鼻腔干燥、无鼻涕怎么办?

答：鼻腔涂蜂蜜，吃中药可以用麦门冬汤。

9. 老师，苍耳子是生的吗? 还是炒过的，要砸碎吗?

答：苍耳子用生的，香油炸的话最好砸一砸。

10. 查鼻窦炎，如果没有 CT 检查就主要看是否有压痛吗?

答：这个当然了，最好还是要求病人检查。

11. 有很多鼻炎是合并咽炎的，老师是如何处理这类病人的? 鼻炎好了，咽炎就会好了吗?

答：因为是鼻炎引起的咽炎，有的病人鼻炎还可以引起中耳炎、气管炎、胃炎、视神经炎，重点治疗鼻炎就可以了。

12. 苍耳子油也要 5 天重新做吗?

答：不需要，可以一直用 20 天。

13. 苍耳子油与滴鼻净有相同的效果吗?

答：效果基本没区别。

14. 张老师，有一位 65 岁男性患者，鼻根部、头部疼痛多年，痛得皱着眉头、闭着眼睛，基本没有鼻涕，目内眦处皮肤颜色变黑，睡着后感觉好些，可以用肺痈大合方的原方原量吗？已经检查了确诊是鼻窦炎。

答：可以。疼得厉害加大川芎量，先用 30g，两天后再加大到 60g。

15. 病人不流鼻涕，应该不是化脓性的？

没有鼻涕不代表没有脓，因为病人鼻甲肥大，脓出不来而已。越是没鼻涕的，往往疼得越厉害，胀得越厉害，越需要通鼻窍。

16. 鼻炎合并子宫肌瘤，吃药对肌瘤有影响吗？

答：没有影响。

17. 鼻窦炎好了，鼻甲肥大会不会消除？

答：鼻窦炎好了，鼻甲肥大就消除了。

18. 很多病人鼻腔喷过激素，用药时有什么特别注意事项吗？

答：没有。

19. 老师，病人吃了几付药没有症状了，还要吃吗？什么时候停，还是一定 20 天？

答：最好接着吃，吃够 20 天。

20. 荆芥外用可用于过敏性鼻炎吗？

答：可以。过敏性鼻炎也要求外用的。

21. 可以讲讲用荆芥的原理吗？可增加量吗？

答：荆芥辛温，可以祛风寒，我觉得 5g 就可以了，不需要加量的，但是加量也可以。

22. 老师，中药粉碎后煮可以提高疗效，但煮出来会不会太糊了，难喝？

答：会增加疗效，不会糊的，可以用布包了再煮。

23. 老师，粉碎中药，只是打碎而已，不打成粉末？

答：是打碎而已，不是粉。

24. 老师一般几付药见效？

答：一般是三到五天见效，也有的一天就见效了。

第二章

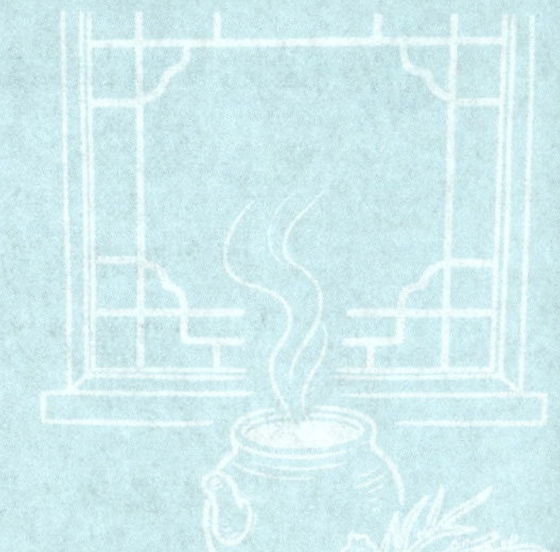

阳后后遗症专题

一、嗓子疼医案

张某，女，33岁。

【初诊】2023年10月15日。

【主诉】阳后嗓子疼痛。

【刻下症】嗓子像吞刀片一样疼痛难忍，口渴，口苦，出汗正常，能吃凉，月经量少，洗澡洗头后经量减少，舌质淡，舌苔腻。

【诊断】狐惑病。

【处方】甘草泻心汤合升麻鳖甲汤。

姜半夏9g	黄芩9g	黄连3g	干姜6g
大枣10g	升麻9g	当归9g	甘草15g
醋鳖甲15g	党参9g		

中药3剂。日一剂，水煎服，早晚饭后温服。

【复诊】2023年10月21日，嗓子疼痛痊愈，今日来调理月经。

病案分析

1. 患者阳后后遗症，主证嗓子疼痛，用甘草泻心汤合升麻鳖甲汤，效如桴鼓。

2. 阳后咽喉疼痛者众多，同时伴有发热身痛等症状，“状如伤寒”，但实为疫毒所致，依《金匮要略》所述，应归为狐惑阴阳毒病：

"阳毒之为病，面赤斑斑如锦纹，咽喉痛……升麻鳖甲汤主之"；

"阴毒之为病，面目青，身痛如被杖，咽喉痛……升麻鳖甲汤去雄黄、蜀椒主之"；

"狐惑之为病，状如伤寒……蚀于喉为惑……蚀于上部则声嗄，甘草泻心汤主之"。

3. 张老师根据以上条文及临床应用经验，应用甘草泻心汤合升麻鳖甲汤。

二、声音嘶哑医案

石某，男，60岁。

【初诊】2023年10月28日。

【主诉】阳后声音嘶哑。

【刻下症】咽部充血，说话后喉咙胀痛，喉黏膜弥漫性充血，嗓子干，舌根部淋巴滤泡隆起，舌质胖，苔腻。脉有力。

【诊断】声音嘶哑。

【病】狐惑阴阳毒病。

【脉】脉有力。

【证】阳后后遗症。

【治】甘草泻心汤合升麻鳖甲汤。

姜半夏 9g	黄芩 9g	黄连 3g	干姜 3g
大枣 10g	升麻 9g	当归 9g	甘草 15g
醋鳖甲 15g	党参 9g		

中药3剂。日一剂，水煎服，早晚饭后温服。

【二诊】2023年11月4日。

咽喉胀减轻，声音嘶哑减轻，舌苔腻。

一诊方加温胆汤。

姜半夏 9g	黄芩 9g	黄连 3g	干姜 3g
大枣 10g	升麻 9g	当归 9g	甘草 15g
醋鳖甲 15g	党参 9g	炒枳实 6g	竹茹 9g
陈皮 6g	茯苓 9g		

中药 10 剂。日一剂，水煎服，早晚饭后温服。

病案分析

本病属于《金匮要略》狐惑阴阳毒病。

根据张老师临床应用经验，应用甘草泻心汤合升麻鳖甲汤治疗新冠感染阳后后遗症、流行性感冒等疾病，尤其以咽喉部症状明显或伴有失眠等症状，疗效确切。

三、阳后后遗症心慌胸闷医案

某男，42 岁，武汉人。

【主诉】阳后后遗症，心慌胸闷。2023 年阳后出现胸闷气短，像有石头压着，阳后三个月一直腹泻，吃益生菌腹泻已治愈，但仍有肠鸣音，肚子胀但排不出气。

【刻下症】稍怕热，出汗少；晨起口苦；不能吃凉东西，慢性咽炎；手心热，脚凉；小肚子凉、坠胀感；忧虑多；舌质淡，苔薄白腻，有唾液线，边齿痕。腹诊：无压痛。

【初诊】2024 年 5 月 18 日。

【病】狐惑病。

【脉】无需脉诊结果。

【证】阳后后遗症。

【治】甘草泻心汤合升麻鳖甲汤。

醋鳖甲 15g	升麻 9g	干姜 3g	炙甘草 12g
姜半夏 9g	黄连 3g	黄芩 9g	大枣 9g
当归 9g	党参 9g		

中药 7 剂。日一剂，水煎服，早晚饭后温服。

【二诊】2024 年 6 月 1 日。

胸闷腹胀一年多，吃药第一天后，胸闷腹胀明显改善，小腹胀也减轻，现在想解决气短问题，自己又到医院开了原方 7 剂中药。

伤寒病病脉证治问诊：吃凉的不难受，舌质淡，苔薄白腻，有唾液线，边齿痕。腹诊：无压痛。

【处方】甘草泻心汤合升麻鳖甲汤，其中党参加量变为 12g。14 剂。服法如前。

【三诊】2024 年 6 月 15 日。

心慌气短完全治愈，晚上有些许肠鸣音，坠胀感消失。晨起有点口苦；舌质淡，苔薄白腻，有唾液线，边齿痕。党参加量变为 15g。

处方：甘草泻心汤合升麻鳖甲汤。7 剂。服法如前。

病案分析

这位42岁的男性患者，主诉是新冠病毒感染后遗留的心慌、胸闷症状。此类后遗症患者确实很多，这位患者阳后出现持续三个月的胸闷气短（如石压胸）、慢性腹泻（益生菌可暂时缓解）、肠胀气（腹胀如鼓却排气困难）、轻度怕热但少汗、晨起口苦、畏寒凉饮食、慢性咽炎、五心烦热（手心发热）、下腹部冷痛坠胀以及情绪焦虑等多重症状。查体可见舌质淡嫩、舌边齿痕、薄白苔，腹部触诊无压痛。

临床常遇此类“症状清单”式患者，有人能列出二十余种不适。面对复杂的症候群，我们的治疗策略分两步：其一抓主要矛盾，优先解决最痛苦的症状；其二发挥专长，先处理有把握的病症。比如这位患者虽有多系统症状，但首诊当以改善心肺功能为要点。

针对新冠病毒感染后遗症，我们确立了“通治方”——甘草泻心汤合升麻鳖甲汤。无论后遗症表现为心慌胸闷、失眠焦虑还是胃肠不适，只要是病毒感染后遗留症状，皆以此方为基础，临床有效率非常高。这一经验不仅适用于新冠，对非典等传染病后遗症同样有效，体现了“治病求本”的中医理念。

该方案源于对《金匮要略》狐惑病的创新解读。原文“状如伤寒”提示该病具有外感后复发特征，与病毒感染后免疫失调状态高度契合。我们拓展经典理论，将升麻鳖甲汤的解毒透邪作用与甘草泻心汤的调和脾胃功效相结合，既针对病毒残余，又调节机体反应，就能取得显著疗效。

例如本例患者，辗转多家医院未治好，服此方一剂即感症状缓解。关键在于准确辨证——凡外感后复发加重、激素依赖性疾病，多属中医狐惑病范畴。掌握这种“古今症状对接”的辨证思维，往往能收获立竿见影的疗效。

四、阳后后遗症（胸闷胃胀）（弟子李博验案）

某女，33岁。

【初诊】2024年7月17日。

【主诉】胸闷胃胀伴疲乏2年余。

【刻下症】两年前，阳了后一直胸闷，胃胀，没什么胃口，容易打嗝，半夜容易惊醒，基本上每天夜里都惊醒，全身乏力，疲惫感。

金匮病病脉证治：

【病】阴阳毒病。

【脉】脉有力。

【证】阳后后遗症。

【治】甘草泻心汤合升麻鳖甲汤。

甘草12g	干姜6g	黄芩6g	法半夏9g
黄连3g	大枣12g	升麻9g	西洋参6g
当归6g	醋鳖甲12g		

中药7剂。日一剂，水煎服，早晚饭后温服。

【二诊】2024年7月23日。

胸闷好转，半夜睡觉不再惊醒，胃胀好转了很多。

效不更方，七剂。服法如前。

后期随访，胸闷消失，惊醒消失。

依据张庆军老师指导，新冠后出现的明显症状，都需要先按阴阳毒病解毒处理，临床使用后效果出色，患者症状得到快速改善。

五、阳后后遗症（月经不调）（弟子常晓伟验案）

某女，42 岁。

【主诉】月经不规律 2 年。自从新冠阳了之后开始出现月经不规律，时而提前，时而错后，有时候两三个月来一次，有时候一个月来两三次。在当地中医那里服用过定经汤、过期饮、清经散等中药方剂，均未能达到满意疗效，还是月经周期紊乱，没有规律。遂经人介绍来我处就诊。

【刻下症】总有一种感冒没有好彻底的不适感，纳差，夜里睡不踏实，心烦，全身肌肉偶有酸痛；舌质淡红，苔薄白，脉有力。

患者前期用过的药方，似乎各个思路都用遍了，疗效却不尽如人意，那么我们就利用排除法，不再采纳。

患者提供了一条重要线索：月经不正常是从阳了之后出现的，在没有阳之前月经一直很规律。记得我的恩师张庆军老师曾在网络课里讲到：建议大家在治疗一切阳后后遗症时，首先考虑甘草泻心汤合升麻鳖甲汤的思路。

为什么那么多同道用经验方调月经不规律都没有得到满意的疗效呢？就是因为它是阳后后遗症。

据病脉证治辨证用甘草泻心汤合升麻鳖甲汤：

炙甘草 15g	黄芩 10g	干姜 10g	姜半夏 10g
大枣 6 个	黄连 3g	人参 6g	当归 9g
升麻 9g	鳖甲 15g		

中药 7 剂。冷水泡半小时，水开煮半小时，去渣再煮 10 分钟。一天一付，一天两次，早晚饭后吃。

【随访】当患者服用到第 5 剂的时候，全身不适症状几乎没有了，后来照原方又开了 7 剂停药，等待月经顺其自然来潮。后来每次月经干净后，照

方服用 7 剂，三个周期之后月经就规律了。

《金匮要略·百合狐惑阴阳毒病病脉证治第三》：

狐惑之为病，状如伤寒，默默欲眠，目不得闭，卧起不安，蚀于喉为惑，蚀于阴为狐。不欲饮食，恶闻食臭，其面目乍赤、乍黑、乍白。蚀于上部而声喝，一作嘎。甘草泻心汤主之。

甘草泻心汤方

甘草四两，黄芩、人参、干姜各三两，黄连一两，大枣十二枚，半夏半升。

上七味，以水一斗，煮取六升，去滓，再煎，温服一升，日三服。

阳毒之为病，面赤斑斑如锦纹，咽喉痛，唾脓血，五日可治，七日不可治，升麻鳖甲汤主之。

阴毒之为病，面目青，身痛如被杖，咽喉痛，五日可治，七日不可治，升麻鳖甲汤去雄黄、蜀椒主之。

升麻鳖甲汤方

升麻二两，当归一两，蜀椒（炒去汗）一两，甘草二两，鳖甲（手指大一片，炙）、雄黄（研）半两。

上六味，以水四升，煮取一升，顿服之。老小再服，取汗。

六、阳后后遗症（咳嗽）（弟子朱钧泽验案）

某女，32 岁。

【初诊】2024 年 8 月 22 日（网诊）。

【主诉】咳嗽 1 个月余。其家人通过张庆军老师公布的优秀学员名单找到我，加我微信。验证通过后我让她详细介绍病情。患者诉说了一大堆症状：孩子支气管炎在医院住了 10 天，其间有阳的人给她娘俩传染了，出院后诊所输液 5 天，之后又在当地找了中医开了汤药调理，喝了有一个星期了，拉肚子，一天要拉 4 ～ 5 次，拉的整个人一点劲儿也没有，汤药减量还是拉肚子，吓得她也不敢喝汤药了。

【刻下症】咳嗽很厉害，有痰，胃反酸水，吃的是奥美拉唑肠溶胶囊，只要胃一不舒服，心脏也不舒服，跳得快，每分钟有 100 多下，每天晚上都要吃一片心得安。嗓子有痰好长时间，第一次阳了以后就有痰（第一次阳了是 2020 年春节），一直没有彻底治疗好。再次阳了之后，也去医院治疗了，出院后各种不舒服。说得非常详细。

我让她再详细填写一下问诊单，拍舌苔照片发给我。

伤寒病病脉证治问诊如下：

1. 头疼，颈部不舒服，有些怕冷，非常怕风，出汗多；2. 口不苦，胸胁痛，咳嗽更痛，咳嗽时嗓子痒，有异物感，痰多色白，痰粘；3. 怕热，大便粘，口不渴，饭量不大，心情烦躁，胆小，入睡困难；4. 吃凉难受；5. 脚凉手热；6. 精神不好；7. 胃胀；8. 网诊无脉；9. 肚子胀；10. 舌质淡，舌尖红，舌苔厚腻；11. 胃部有压痛；12. 补充症状：咽部有滤泡增生，咳嗽厉害，咳得胸腹部肌肉疼，一吸到凉气气管痒，有鼻涕，有痰，痰白黏滑拉丝，痰量大，口水多，胃口不好，吃饭不知道饥饱，吃啥都消化不好，大便经常看见未消化的食物，胃反酸，心率快，心慌，睡不着，身上没劲，发飘，头晕。

【诊断】阳后后遗症。

【处方】甘草泻心汤合升麻鳖甲汤。

炙甘草 12g	干姜 6g	黄芩 9g	黄连 3g
党参 6g	大枣 10g	姜半夏 9g	升麻 9g
醋鳖甲 15g	当归 9g		

中药 3 剂。日一剂，水煎服，早晚饭后温服。

【二诊】2024 年 8 月 26 日（微信复诊）。

咳嗽轻多了，心脏也不跳得那么快了，有点劲儿了，可以睡觉了，但是睡眠比较轻，有动静还是可以听见，发飘也好多了，头晕也好多了，胃还是有点不舒服。

效不更方，5 剂，服法如前。

【三诊】2024 年 9 月 1 日（微信复诊）。

咳嗽基本好了，痰少了，胃口好了，睡觉还是很轻，感觉累，但较前缓解。

效不更方，7 剂，服法如前。

一个月后随访，诸症痊愈。

病案分析

患者虽然说了一大堆症状，但有一点非常明确，就是在阳了以后出现的各种难受，直接采用张庆军老师总结的治疗阳后后遗症的专方，甘草泻心汤合升麻鳖甲汤。一诊开方三剂，二诊诸症减轻，效不更方，原方续服五剂，三诊进一步好转，随后一直以此方治疗，最后痊愈。

第三章

过敏性鼻炎、过敏性哮喘专题

现在患过敏性鼻炎的人非常多，这种病的治疗还是有难度的，主要有两个问题：第一，怎么解决过敏状态；第二，如何除根。到底过敏性鼻炎、过敏性哮喘能不能除根呢？只要诊断正确，处方正确，是可以做得到的，今天我给大家讲一讲怎么样才能除根，请看下面的病案。

一、过敏性鼻炎（小青龙汤）医案

闫某，男，55岁，郑州人。

【初诊】2021年4月2日。

【主诉】过敏性鼻炎10余年。

【刻下症】季节交替时易发病，鼻塞，鼻痒，遇冷打喷嚏，流清水鼻涕。舌质淡，舌尖红，苔薄白，脉有力。

【处方】小青龙汤加石膏合小柴胡汤。

麻黄 9g	桂枝 9g	干姜 9g	五味子 6g
细辛 3g	白芍 9g	柴胡 24g	生石膏 30g
黄芩 9g	生姜 3 片	大枣 3 个	姜半夏 9g
党参 9g	炙甘草 6g		

中药7剂。日一剂，水煎服，早晚饭后温服。配合荆芥煮水外敷＋盐酸萘甲唑啉滴鼻液滴鼻。

小柴胡汤原文

【96】伤寒五六日，中风，往来寒热，胸胁苦满、默默不欲饮食、心烦喜呕，或胸中烦而不呕，或渴，或腹中痛，或胁下痞硬，或心下悸、小便不利，或不渴、身有微热，或咳者，小柴胡汤主之。

【二诊】2021年4月9日。

患者症状减轻，鼻子基本不痒了，鼻涕减少很多，时有鼻塞。

效不更方，14剂，服法如前。

【三诊】2021年5月1日。

过敏性鼻炎症状基本消失，偶有鼻塞。

玉屏风颗粒善后。

病案分析

我们来看这个病案。55岁的男性，患过敏性鼻炎10多年了，季节交替时发病。他为什么会在季节交替时就会发病呢？这个在中医上叫“交节病作”，就是有的人一到某个季节就会发病。有的人是到某个节气就会发病。

“交节病作”，王清任的经验是：血府逐瘀汤。我们经方用什么呢？小柴胡汤。所有与季节有关系的疾病，与节气有关系的疾病，我们都要用小柴胡汤，这是这类疾病的本质。

病人鼻子不透气，鼻子痒，遇冷打喷嚏，流清水鼻涕，几乎所有过敏性鼻炎的症状都是一样的。

舌质淡，说明是寒症，是寒症的过敏性鼻炎。舌尖红，说明有阳明病了。脉有力，说明是实证，属于三阳病。

所以处方是：小青龙汤加生石膏合小柴胡汤。小青龙汤解决他的过敏状态，石膏解决舌尖红，小柴胡汤解决季节交替就发作。然后要用荆芥煮水外敷，荆芥每天用5g，煮上10分钟以上，用毛巾蘸荆芥水不干不湿地热敷鼻孔一直到额头。为什么呢？因为过敏性鼻炎都怕冷啊。还有一个西药：盐酸萘甲唑啉滴鼻液，又叫滴鼻净，这个是开鼻窍的。

在我们吃的中药里面，麻黄是开窍的，现在我们又用了滴鼻净来开窍，因为对于鼻炎、鼻窦炎的病人来说，他得病的根本原因就是鼻甲肥大导致的不通畅，鼻甲肥大不通畅导致这个疾病很难治愈。所以一定要把鼻窍打开，只要鼻窍打开了，问题就好解决了。

我们来解析一下小柴胡汤的原文 96 条：

什么叫“往来寒热”呢？一个过敏性鼻炎的病人，每天早上一起床赶紧打喷嚏，这就叫往来寒热，有固定的时间规律。那么他在一年当中呢（固定的时间段发作）也是“往来寒热”。例如他每到春季就犯病，每到秋季他就发作了，也叫以年为单位的“往来寒热”。一天当中呢？有的病人是每天早上发作。所以这个病人就用了小柴胡汤。

他二诊的时候，症状减轻。一般我们治疗过敏性鼻炎需要 21 天。这个病人吃够 21 天后，就治好了。他的过敏症状解决了，然后需要提高他的抵抗力，用中成药玉屏风颗粒。有的人吃上半个月、20 天、一个月以后，他就不再发作了。有的人检查过敏原发现有 20 样、30 样，不用管它。大家不用担心，等病人的过敏性状态解决了，抵抗力提高了之后，对什么都不过敏了，这跟过敏原没有任何关系，大家一定要牢记这个要点，不要受西医的误导。过敏是因为身体抵抗力差。

二、过敏性鼻炎（真武汤）医案

崔某，男，30 岁。

【初诊】2021 年 10 月 9 日 。

【主诉】过敏性鼻炎数年。

【刻下症】常年流清水鼻涕，时有额头、头两侧痛，怕冷，精神差。舌质淡，边齿痕，苔薄白水滑，脉无力。

伤寒病病脉证治：

【病】少阴病水分证。

【脉】脉无力。

【证】精神差，舌苔水滑。

【治】真武汤。

茯苓 9g　　白芍 9g　　生姜 3 片　　白术 6g
黑附子 9g

中药 7 剂。日一剂，水煎服，早晚饭后温服。

真武汤原文

【316】少阴病，二三日不已，至四五日，腹痛、小便不利、四肢沉重疼痛、自下利者，此为有水气。其人或咳，或小便利，或下利，或呕者，真武汤主之。

【二诊】2021 年 10 月 15 日。

服药后鼻炎症状减轻很多，精神好转，遇冷还会流鼻涕；舌质淡，边齿痕，苔薄白水滑，脉无力。

效不更方，14 剂，服法如前。

【三诊】2021 年 10 月 30 日。

鼻炎症状基本消失，精神好了很多，晨起偶尔会打喷嚏。舌淡红，边齿痕，苔薄白，脉较之前有力了。

原方继续服七剂巩固治疗，用中成药玉屏风颗粒、金匮肾气丸善后，嘱患者注意保暖。

病案分析

一个 30 岁男性，过敏性鼻炎很多年。这样的病人都是病程有好多年了。如果他病了才几天，那叫感冒。他常年流清水鼻涕，有时候额头疼，还有头的两边疼，怕冷，精神差，舌质淡，边齿痕，这是寒症，是一个寒症类型的过敏性鼻炎；舌苔水滑有水分证，是茯苓剂证；脉无力，三阴病。

再来看真武汤的组成：茯苓解决水的问题，这里面为什么要加一个白芍呢？真武汤为什么要加一个白芍呢？白芍是补水的。根本原因是，一个经常流清水鼻涕的病人，他的体内是缺水的，他天天流鼻涕，他就缺水了。病人吃了真武汤之后，症状减轻很多，精神好转。

病人精神差，脉无力，怕冷，这是少阴病，少阴病的水分病，选择真武汤。这就是我给大家推荐的病脉证治。这个病人：

【病】少阴病。

【脉】脉无力。

【证】精神差，怕冷，舌苔水滑。

【治】真武汤。

【治疗效果】20天痊愈。

【善后】玉屏风颗粒（德众牌或云南白药牌）、金匮肾气丸（同仁堂）。

几乎所有的过敏性鼻炎，到除根的时候都用这两个药。

【用药时间】服用半个月到一个月，按说明书服用。

除极个别的病人会复发外，大部分都不再复发。过敏性鼻炎病人经过一个冬天的考验没有复发，之后就可以认为治愈了。

三、过敏性鼻炎（桂枝麻黄各半汤）医案

孔某，女，48岁，郑州人。

【初诊】2021年10月30日。

【主诉】过敏性鼻炎数年。

【刻下症】晨起眼睛痒严重，鼻子痒，偶尔流鼻涕，口不渴，心不烦，饮食可，睡眠可，精神好，舌质淡红苔薄白，脉有力。

伤寒病病脉证治：

【病】太阳病。

【脉】脉有力。

【证】眼睛痒。

【治】桂枝麻黄各半汤。

桂枝 10g	麻黄 6g	杏仁 9g	白芍 6g
生姜 3片	大枣 3个	炙甘草 6g	

中药7剂。日一剂，水煎服，早上中午饭后温服，晚上不吃。

桂枝麻黄各半汤原文

【23】太阳病，得之八九日，如疟状，发热恶寒，热多寒少，其人不呕，清便欲自可，一日二三度发。脉微缓者，为欲愈也；脉微而恶寒者，此阴阳俱虚，不可更发汗、更下、更吐也；面色反有热色者，未欲解也，以其不能得小汗出，身必痒，宜桂枝麻黄各半汤。

【二诊】2021 年 12 月 11 日。

患者诉服药 7 剂后眼睛痒明显好转，鼻炎症状减轻，遂按原方自己抓药两次，再服十四剂，现在眼睛已经不痒了，鼻炎也好了，此次就诊要求减肥。

病案分析

48 岁的女性，过敏性鼻炎很多年，早晨起来眼睛痒严重，鼻子痒，偶尔有鼻涕，口不渴，心不烦。口不渴排除石膏剂证；心不烦，饮食可，睡眠可，精神好，舌质淡红苔薄白，还是一个寒症。脉有力，这是一个三阳病。

【处方】桂枝麻黄各半汤。

这个病人西医可以诊断为两种疾病：一个是过敏性鼻炎，另一个是过敏性结膜炎。她得了两个病，临床上很常见。我曾接诊过过敏性结膜炎、过敏性鼻炎、过敏性哮喘、过敏性荨麻疹四病合一的病人。这个病人是二合一，是过敏性结膜炎合并了过敏性鼻炎。

几乎所有的眼睛痒的特效方就是：桂枝麻黄各半汤。在临床上，你如果遇到一个眼睛痒的病人，就用桂枝麻黄各半汤。如果他舌尖红呢？口渴呢？加生石膏。治一个好一个，目前治疗眼睛痒我几乎没有失败过。桂枝麻黄各半汤中，桂枝的剂量要大于麻黄的剂量。按照比例来用，有的人需要加生石膏。如果有心脏病、有心律失常怎么办呢？麻黄用荆芥、防风代替。

桂枝麻黄各半汤是治疗过敏性结膜炎的特效处方。

我对“桂枝麻黄各半汤”研究后，认为它是眼睛痒的特效方。尽管它是可以治疗全身痒的，但是它对于眼睛这个部位的痒更是对症。

我们先说寒症的：眼睛痒：桂枝麻黄各半汤；鼻子痒：小青龙汤，有热，加生石膏；嗓子痒、哮喘的，射干麻黄汤。

如果内脏痒呢？他肚子里面痒，胃里面痒，用陈士铎的化痒汤。我治疗过两例，都治好了。

【化痒汤处方】

柴胡 9g　炒白芍 30g　生甘草 6g　炒栀子 9g　天花粉 9g

四、过敏性鼻炎（当归四逆加吴茱萸生姜汤）医案

张某，男，30 岁。

【初诊】2021 年 9 月 26 日。

【主诉】过敏性鼻炎数年。

【刻下症】鼻子不透气，头蒙，晨起鼻子痒，打喷嚏，流清鼻涕，鼻甲肥大；肠胃不好，一吃凉东西就拉肚子，怕冷，怕风，手脚凉，舌质淡，苔薄白，脉沉无力。

伤寒病病脉证治：

【病】三阴合病。

【脉】脉无力。

【证】手脚凉，不能吃凉东西，怕冷。

【治】当归四逆加吴茱萸生姜汤合附子理中汤合苍耳子散。

当归 9g　桂枝 9g　白芍 9g　炙甘草 6g

细辛 3g　通草 6g　生姜 3 片　吴茱萸 6g

大枣 3 个　干姜 9g　白术 9g　黑附子 9g

人参 9g　白芷 9g　苍耳子 4g　薄荷 6g（后下）

辛夷 6g（包煎）

中药 7 剂。日一剂，水煎服，早晚饭后温服。配合荆芥煮水外敷，盐酸萘甲唑啉滴鼻液滴鼻。

当归四逆加吴茱萸生姜汤原文

【351】手足厥寒，脉细欲绝者，当归四逆汤主之。

【352】若其人内有久寒者，宜当归四逆加吴茱萸生姜汤。

【二诊】2021年10月3日。

手脚凉减轻了很多，最近不拉肚子了；鼻炎症状减轻很多，出汗多了；舌质淡，苔薄白，脉无力。

效不更方，14剂，服法如前。

【三诊】2021年10月17日。

鼻炎基本痊愈，头蒙没有了，晚上偶尔会鼻子不通气，晨起偶尔会咳嗽；舌质淡红，苔薄白，脉较之前有力了。

原方7剂巩固治疗，中成药玉屏风颗粒，金匮肾气丸善后。

病案分析

我们来看这个病案。患过敏性鼻炎数年，鼻子不透气，头懵，晨起鼻子痒，打喷嚏，流清鼻涕。很多过敏性鼻炎都是早上起来严重，早上是什么时候啊？早上是少阳病的欲解时。早上起床一般都是三点到九点，少阳病的欲解时。早上症状发作，也是少阳病的欲解时。这是六经病的时间诊断法。早上起来严重的，3点到9点是少阳病；也有的病人，从早上一起来就严重，一直到中午就减轻了，他的表现是整个上午症状最严重，一过中午12点，病情就减轻了，或者就消失了，这也是一个知识点，用补中益气汤。

有的人早上起来就感觉到没劲、乏力，无论什么症状，只要表现为上午这个时间段严重的，都是“补中益气汤证”。

无论什么症状，只要早上一起床就严重的，都是柴胡剂。像类风湿，有晨僵现象。为什么我们治疗类风湿要用柴桂姜合当归芍药散呢？针对晨僵现象。早上起来就加重了，是一个柴胡剂证，这都是疾病的本质啊！这都是病脉证治的结果。

我们一直宣传经方病脉证治，谁说的？医圣讲的。欢迎大家看看我的第二本书《打开经方这扇门》，看完这本书，再去看《伤寒论》《金匮要略》，再到临床看病，你就会发现一个不一样的中医思路，这个思路是谁的思路呢？是医圣张仲景的思路。

这个病人早上起来，打喷嚏，流清鼻涕，鼻甲肥大。所有的过敏性鼻炎，鼻窦炎，他们的鼻甲都是肥大的。只有萎缩性鼻炎的鼻甲不肥大，这种病人的鼻甲是萎缩的。空鼻症能不能治好呢？给大家说一下啊，萎缩性鼻炎的根本原因，它是一个外燥症，不是内燥症。现在治疗萎缩性鼻炎都是按内燥症治疗，用养阴清肺汤，百合固金汤，什么汤也没有治好，因为他是一个外燥症，需要按照风热燥来治疗，要用桑菊饮、银翘散、桑杏汤、杏苏散这一类来治疗。

一吃凉东西就拉肚子，这是什么证呢？太阴病干姜证；怕冷、怕风，桂枝剂证；手脚凉，脉无力，什么病啊？厥阴病。

这个是手脚凉的厥阴病，一吃东西就拉肚子的干姜证，太阴病，怕冷怕风的桂枝剂证。

我们来看一下，当归四逆加吴茱萸生姜汤合附子理中汤。病人脉无力，三阴病。这是一个三阴合病。当归四逆加吴茱萸生姜汤中有桂枝，解决了怕冷、怕风的问题，干姜解决了吃凉东西拉肚子的问题，苍耳子散也是开窍的，这是一个三阴合病的处方，临床常见。继续荆芥外敷，滴鼻净外用，用 21 天。

大家看《伤寒论》351 条：“手足厥寒”。在经方里，手冷、脚冷，厥阴病；四肢凉，少阴病；临床少阴病也非常的常见。有些病人，膝盖凉，脉无力，是不是少阴病呢？确定是。膝盖凉的病人很多啊！如果一个病人，既有手脚凉又有四肢凉，这个时候按少阴病治疗，这是医圣规定的辨病环节。病人都是用 21 天药。

少阴病经过治疗以后，脉比以前有劲儿了。在临床上，我们治病，脉无力的要治到脉有力，那么脉有力以后，他的症状在减轻，效不更方，仍然用当归四逆加吴茱萸生姜汤合附子理中汤。而对于脉有力的病人要治到脉无力，治到这个程度他才能够好。

比如一个病人，用的是大柴胡汤合桂枝茯苓丸，通过我们治疗以后，他的脉已经没有力量了，症状继续在减轻，这个时候不能换处方，继续原方治疗，矫枉过正。等把药停后，他的病就好了，这就叫脉以平为期。什么时候病就治好了，我们心里要有谱啊。

比如我治疗过一个肿瘤病人，他是一个搏指脉，脉非常有力，这个时候我就知道，他的疾病在进展期，病情在恶化。通过我们的治疗以后，他的搏指脉、脉大有力的情况在减轻，他的病情就肯定得到了改善，等我们把脉给他治到没有力量的时候，他的病就好了，可以随时去做检查了。

中成药玉屏风颗粒，金匮肾气丸善后。几乎所有的过敏性鼻炎的病人，除根都是这两样药。

五、过敏性鼻炎（小青龙加石膏汤）医案

刘某，男，10岁。

【初诊】2021年10月12日。

【主诉】过敏性鼻炎多年。

【刻下症】（患者家长代诉）早晨两个鼻孔交替鼻塞，打喷嚏、流清涕，张口呼吸，鼻甲肥大；睡觉爱翻腾，饭量小，尿频，胆小。舌质淡红，舌尖稍红。脉有力。

【处方】小青龙汤加石膏、茯苓合小柴胡汤。

麻黄 4g	桂枝 6g	白芍 6g	炙甘草 4g
干姜 6g	细辛 3g	五味子 4g	姜半夏 6g
茯苓 6g	黄芩 6g	柴胡 12g	生石膏 10g
生姜 3 片	大枣 3 枚		

中药7剂，日一剂，水煎服，早晚饭后温服。配合荆芥煮水外敷，盐酸萘甲唑啉滴鼻液滴鼻。

小青龙汤原文

【40】伤寒，表不解，心下有水气，干呕、发热而咳，或渴，或利，或噎，或小便不利、少腹满，或喘者，小青龙汤主之。

【二诊】2021年10月19日。

鼻炎症状减轻。

效不更方，十四剂，服法如前。

【三诊】2021年11月10日。

鼻炎症状基本消失，张口呼吸好转，尿频好转。

中成药玉屏风颗粒善后。

病案分析

10岁的男孩，过敏性鼻炎。现在的小孩子为什么容易得过敏性鼻炎呢？喝牛奶喝的。要是不让他喝牛奶，小孩哭家长闹。要除根怎么办呢？忌牛奶。越是喝牛奶多的地方，过敏性鼻炎越多，据说美国很多都是过敏性鼻炎，为什么呢？都是喝牛奶，喝冷饮，吃水果。现在的一些女性，你要是不让她吃水果，她就会说怎么补充维生素呢？

小孩子的过敏性鼻炎是怎么来的呢？喝牛奶喝的，喝冷饮喝的。那小孩子的过敏性紫癜怎么来的呢？是吃辣条、辣片得的。辣条、辣片里面含有很多重金属。过敏性紫癜的特效方：桃核承气汤，用于清除体内的垃圾和毒素。有表证需要用桂枝。

我们来看这个病案。舌质淡，这是寒症。舌尖稍红，石膏剂证；舌苔水滑，加茯苓。为什么要合小柴胡汤呢？因为他早晨发作。他还有尿频，加了一个茯苓。小便不利加茯苓，这是小青龙汤的加减法。

看《伤寒论》40条。小便不利，就是小便不正常。小便少叫小便不利，小便多也叫小便不利。吃21天。中成药玉屏风颗粒善后。因为让小孩子吃金匮肾气丸，家长不理解，所以只让吃了玉屏风颗粒。

六、过敏性鼻炎（小青龙汤加石膏合苍耳子散）医案

杨某，男，40岁，郑州人。

【初诊】2023年4月1日。

【主诉】过敏性鼻炎3年。

【刻下症】鼻子痒，流清鼻涕，遇冷空气连打数个喷嚏，鼻塞；舌质淡，舌尖红，苔薄白，脉有力。

伤寒病病脉证治：

【病】太阳病。

【脉】脉有力。

【证】鼻痒鼻塞，流清鼻涕。

【治】小青龙汤加石膏合苍耳子散。

麻黄 3g	白芍 9g	干姜 6g	五味子 6g
细辛 3g	桂枝 9g	炙甘草 6g	生石膏 30g
白芷 6g	清半夏 9g	苍耳子 6g	辛夷 6g（包煎）
薄荷 3g（后下）			

中药 7 剂，日一剂，水煎服，早晚饭后温服。配合荆芥煮水外敷，盐酸萘甲唑啉滴鼻液滴鼻。

【二诊】2023 年 4 月 8 日。

服药后，鼻子不痒了，流清鼻涕、打喷嚏减少，鼻塞减轻。

效不更方，七剂，服法如前。

【三诊】2023 年 4 月 15 日。

鼻子不痒了，清鼻涕没有了，偶尔还有鼻塞，打喷嚏。

继续原方七剂，服法如前。服完中药后用玉屏风颗粒、金匮肾气丸善后。

病案分析

这个病案很简单。40 岁的男性患者，患过敏性鼻炎 3 年。目前的症状：鼻子痒，流清鼻涕，遇冷空气连打数个喷嚏，鼻塞；舌质淡，寒症；舌尖红，石膏剂证；脉有力，三阳病；鼻子痒，小青龙汤证。

【处方】小青龙汤加生石膏合苍耳子散。

用这样的处理方案，服药 21 天，症状就没有了。用中成药玉屏风颗粒、金匮肾气丸善后。

这是过敏性鼻炎临床最常见的类型，就是小青龙汤证、小青龙加石膏汤证类型，几乎占临床的 70% ~ 80%，剩下的都是少见类型。

七、过敏性鼻炎（小青龙汤加石膏合小柴胡汤）医案

李某，男，35 岁。

【初诊】2022 年 4 月 5 日。

【主诉】过敏性鼻炎 2 年。

【刻下症】每到春夏交际，夏秋交际鼻炎发作；鼻塞，鼻子痒，遇冷空气连打数个喷嚏，流清水鼻涕，早晨严重。舌质淡红，舌尖稍红，苔薄白，脉有力。

【处方】小青龙汤加石膏合小柴胡汤。

柴胡 24g	黄芩 9g	姜半夏 9g	炙甘草 6g
党参 9g	麻黄 3g	五味子 6g	生石膏 30g
桂枝 9g	干姜 9g	细辛 3g	白芍 9g
生姜 3 片	大枣 3 个		

中药 7 剂，日一剂，水煎服，早晚饭后温服。配合荆芥煮水外敷，盐酸萘甲唑啉滴鼻液滴鼻。

【二诊】2022 年 4 月 12 日。

鼻子基本不痒了，鼻涕减少了很多，还有鼻塞症状。

效不更方，14 剂，服法如前。

【三诊】2022 年 5 月 8 日。

过敏性鼻炎症状基本消失，偶有鼻塞。

中成药玉屏风颗粒善后。

病案分析

大家看这个病人。过敏性鼻炎两年，每到春夏交际、夏秋交际鼻炎发作；鼻塞，鼻子痒，遇冷空气连打数个喷嚏，流清水鼻涕；早晨严重。这个最常见，过敏性鼻炎早晨严重。舌质淡、舌尖红，舌尖红加生石膏；我们现在用的都是生石膏。小柴胡汤解决早晨加重和季节交替发病的症状。

八、过敏性鼻炎合鼻窦炎医案

刘某，男，23岁，郑州人。

【初诊】2023年9月24日。

【主诉】过敏性鼻炎、鼻窦炎多年。

【刻下症】鼻子痒，晨起打喷嚏，头痛，右侧鼻甲肥大；舌质淡，苔薄白腻，湿润，脉有力。

伤寒病病脉证治：

【病】太阳病、少阳病。

【脉】脉有力。

【证】鼻子痒，早上打喷嚏。

【治】小青龙汤合小柴胡汤。

金匮病病脉证治：

【病】肺痈病。

【脉】脉有力。

【证】头痛。

【治】千金苇茎汤。

【处方】千金苇茎汤合小青龙汤合小柴胡汤加川芎。

麻黄3g	白芍9g	细辛3g	炙甘草6g
干姜6g	桂枝9g	五味子6g	清半夏9g
柴胡24g	黄芩9g	人参6g	生姜3片
大枣45g	甘草6g	川芎30g	薏苡仁30g
芦根30g	炒桃仁9g	炒冬瓜子30g	

中药7剂，日一剂，水煎服，早晚饭后温服。配合荆芥煮水外敷，盐酸萘甲唑啉滴鼻液滴鼻。

《千金》苇茎汤原文

治咳有微热，烦满，胸中甲错，是为肺痈。

苇茎二升，薏苡仁半升，桃仁三十枚，瓜瓣半升。

右四味㕮咀，以水一斗，先煮苇茎得五升，去滓，内诸药，煮取二升，服一升，再服，当有所见吐脓血。

【二诊】2023年10月1日。

头痛好了，鼻炎减轻。

效不更方，7剂，服法如前。

【三诊】2023年10月8日。

无不适症状。

效不更方，7剂。服法如前。吃够21天后，中成药玉屏风颗粒、金匮肾气丸善后。

病案分析

这个病例就稍微有点复杂了。这个病人有两个病，除了有过敏性鼻炎，他还有鼻窦炎。鼻窦炎的症状是什么呢？头疼，头昏，记忆力下降，注意力不集中。

顺便讲一下，我治过的所有的注意力不集中，都是因为鼻窦炎，没有一个例外。好多注意力不集中的人，被当成多动症、精神病去治疗了，非常可怜。有的病人从小孩子时期治到中年，还是注意力不集中，天天吃那些精神类的西药。来了我问他们为什么不去做一个鼻窦炎的检查呢？他们做的是脑CT、脑磁共振、脑电图，做了很多，但检查不出来。鼻窦炎的确诊，必须做鼻窦的CR、CT，才能检查出来。经过我们21天的治疗，停用中药，半年后，他大脑的记忆力下降和注意力不集中症状完全消失了，时间点是半年，要给病人讲清楚。

这个病人鼻子痒，早晨起来打喷嚏，头疼为主。无论头的哪个部位疼，临床上90%都是由鼻窦炎引起的，得脑瘤的能有几个？况且脑瘤也不一定找我们治啊，三叉神经痛早就确诊了。三叉神经痛能治好吗？答案是肯定的。我治疗三叉神经痛治愈率非常高，很多在两三周内就能治好。

苔薄白腻，湿润。当舌苔腻的时候，他就有湿了。

【处方】小青龙汤治疗鼻子痒；小柴胡汤治疗早晨打喷嚏；川芎是

治头疼的专药；千金苇茎汤，治疗鼻窦炎。鼻窦炎形成的原因是鼻窍不通，用盐酸萘甲唑啉滴鼻液滴鼻，用荆芥煮水外敷（每天一次 5g，20 天共 100g）。病人舌苔腻，用薏苡仁。千金苇茎汤里有薏苡仁。

如果舌苔干燥的话，要加生地，因为川芎比较燥。

服药 21 天后，中成药玉屏风颗粒、金匮肾气丸善后。

九、过敏性鼻炎（麻黄连翘赤小豆汤）医案

周某，男，39 岁，山西晋城人。

【初诊】2023 年 4 月 16 日。

【主诉】过敏性鼻炎多年。

【刻下症】遇冷空气鼻子痒，打喷嚏，流清鼻涕；怕冷，怕风，晨起口苦；便秘；舌尖红，舌苔腻，脉有力。

金匮病病脉证治：

【病】 黄疸病表证。

【脉】 脉有力。

【证】 舌红苔腻鼻子痒。

【治】 麻黄连翘赤小豆汤合苍耳子散。

麻黄 4g	连翘 9g	苦杏仁 6g	桑白皮 30g
生姜 3 片	大枣 15g	炙甘草 6g	辛夷 6g（包煎）
白芷 4g	苍耳子 6g	赤小豆 30g	薄荷 3g（后下）

中药 7 剂。日一剂，水煎服，早晚饭后温服。

麻黄连翘赤小豆汤原文

【262】伤寒瘀热在里，身必黄，麻黄连翘赤小豆汤主之。

【二诊】2023 年 6 月 23 日。

服上方后鼻痒消失，打喷嚏、流鼻涕都减少，因路途远未来复诊；最近又开始鼻子痒，流鼻涕打喷嚏；舌尖红，苔腻，脉有力。

效不更方，7剂。服法如前。

【三诊】2023年7月29日。

鼻炎症状好转了80%，鼻痒没有了，偶有鼻塞。

原方7剂，中成药龙胆泻肝丸善后。

病案分析

病人为过敏性鼻炎，遇冷空气鼻子痒，打喷嚏，流清鼻涕；怕冷，怕风，晨起口苦；便秘；舌尖红，舌苔腻，脉有力。

舌尖红，热症；舌苔腻，湿症；这是一个湿热类型的过敏性鼻炎。上面讲的都是寒湿类型的。

湿热类型在南方的病人中最常见，像上海、江苏、浙江、广东等地区的病人，基本都是湿热型的，所以治病是有地域差别的。从南方过来的病人首先考虑湿热；从甘肃兰州过来的，燥症最常见；从新疆、黑龙江过来的，寒症最常见。从河南过来的，什么都常见。

我们来看一下这个湿热类型的过敏性鼻炎，首选处方是麻黄连翘赤小豆汤。湿热类型的过敏性哮喘也用麻黄连翘赤小豆汤。

过敏性哮喘的病人会经常用喷剂。当吃上药的时候，还让他继续用喷剂，等服药后他自己就逐渐减少了喷的次数，不胸闷，不难受，为什么要喷呢？到最后他就不喷了，但这个时候，我们要求他随身携带喷剂，万一出现紧急情况呢。

这个病人用麻黄连翘赤小豆汤合苍耳子散。

黄疸病都符合“瘀热”两个字，都是有湿热、有瘀血，这就叫湿热必有瘀血；湿热必有阴虚。所以龙胆泻肝汤里面是要用到补阴液的药物的。

湿热类型的善后方剂，就不能用玉屏风颗粒、金匮肾气丸了。要用什么呢？龙胆泻肝丸。

如果病人抽烟、喝酒、吃辣椒的，要忌口！

湿热类型在南方很常见。在河南坐诊，也偶尔会碰到湿热类型。但在南方坐诊，就不能只想小青龙汤证了，麻黄连翘赤小豆汤证是最常见的。甘露消毒丹、甘露饮、三仁汤证天天见。为什么在南方温病派比较厉害，是因为地理环境导致的。

十、过敏性鼻炎（中成药）医案

某女，22 岁。

【初诊】2023 年 8 月 12 日

【主诉】过敏性鼻炎多年。

【刻下症】鼻子痒打喷嚏，流清鼻涕，舌质淡，边齿痕，要求吃中成药，因为上班不方便。

【处方】小青龙颗粒。

三天后反馈：稍微见点效，还是早上打喷嚏严重，因此又加了一个小柴胡颗粒。

【处方】小青龙颗粒加小柴胡颗粒。

三天后反馈：比上一次有好转，但还是不理想。根据患者遇冷加重，舌质淡，边齿痕，又加了一样药，玉屏风颗粒，三个一起用。

【处方】小青龙颗粒加小柴胡颗粒加玉屏风颗粒。

三天后反馈：加了玉屏风颗粒以后，疗效继续提高，但是她仍然不满意。她原来每天早上打二十多个喷嚏，现在打十来个。后来，我考虑到 2023 年是 8 月 8 号立秋，因此这个病人是一个秋季过敏性鼻炎，每年到秋季发作。我就又给加了一样药，玄麦甘桔颗粒。

【处方】小青龙颗粒加小柴胡颗粒加玉屏风颗粒加玄麦柑桔颗粒。

吃了三天以后说，这一次效果特别的好。效不更方，然后又吃了半个月，这个病就治好了。

病案分析

这是一个使用中成药的病案。

有的病人因为工作、上学，不方便熬中药。

鼻子痒，打喷嚏，流清鼻涕，舌质淡，要求吃中成药。处方：小青龙颗粒。

吃了三天后反馈，稍微见点效，还是早上打喷嚏严重，因此在小青龙颗粒的基础上又加了一个小柴胡颗粒。

三天后反馈，比上一次有好转，但还是不理想，根据病人见冷加重，一般都是怕空调、怕风，因此要提高她的抵抗力。舌质淡、齿痕舌是黄芪剂证。记住这句话，只要病人是齿痕舌，都是黄芪剂证。又加了一个玉屏风颗粒（黄芪、防风、白术）。这样就是小青龙颗粒，小柴胡颗粒，玉屏风颗粒，三个一起用了。

加了玉屏风颗粒以后，这个病人的疗效继续提高，但是病人还是不满意。她原来每天早上打二十多个喷嚏，现在打十来个。后来考虑到2023年是8月8号立秋的，这个病人是立秋之后的过敏性鼻炎，那么是一个秋季过敏性鼻炎，就是每年到秋季发作，其他季节不发作，到了冬天就好了。所以又加了一个药，玄麦甘桔颗粒，相当于又加了一个麦门冬汤。

那么秋季的本质是什么呢？是燥。所以我们光用小青龙汤、小柴胡汤、玉屏风颗粒，没有解决干燥的问题。秋天的燥最好的解决办法不是吃麦门冬汤或玄麦甘桔颗粒，而是打开加湿器。对于秋季咳嗽的病人，一定要交代他们打开家里的加湿器。秋季治疗燥症最好的水果是梨；最好的肉类是鸭肉，鸭肉是补水的。

这个病人最后用的是小青龙颗粒、小柴胡颗粒、玉屏风颗粒、玄麦甘桔颗粒，效果超级好。为什么原来效果不好呢？是我们的诊断有问题。只要病人效果不好，都是医生的诊断有问题。必须承认这一点，自己才能进步。病人不见效，不能把责任推卸给病人。

十一、过敏性鼻炎（凉燥）医案

某男，29岁。

【初诊】2023年8月16日。

【主诉】过敏性鼻炎6年余。

【刻下症】只要到了秋天就犯过敏性鼻炎，过上一两个月自己就好了，反正治也好，不治也好，自己就好了，但是发作的时候，非常难受和痛苦。

【处方】小青龙汤加生石膏合小柴胡汤。

用药五天后病人反馈：吃了以后有效，但是效果不是特别的好。经过询问，他鼻子干。鼻子干属于燥证。患者又是见了凉加重，这是什么情况？凉燥。所以就在原来处方的基础上合上了杏苏散。

【处方】小青龙汤加生石膏合小柴胡汤合杏苏散。

三天后反馈：患者说这次吃了药以后，效果超级的好，继续巩固治疗，最后病人就治好了。

凉燥，用杏苏散；热燥，用桑杏汤。

病案分析

我们来看这个病案。这个病人只要到了秋天就发作过敏性鼻炎，进入冬季就好了。反正治也好，不治也好，过了秋天就好了。

我们用小柴胡汤解决秋季过敏问题，如果每到秋季就发作，我们必须要用柴胡剂；如果用时方，就用血府逐瘀口服液。

病人吃药以后，说有效，但是效果不是特别的好。经过询问，他说鼻子干。鼻子干，是燥症；他又见凉加重，是凉燥。如果鼻子流清鼻涕，是寒症；如果鼻子出气热，是热感冒；如果鼻子干，是燥症；如果鼻子酸，是湿症。

那么这个病人是鼻子干，燥症；见凉加重，是凉燥。凉燥用杏苏散。

如果这个病人鼻子干，鼻子出气又热，我们应该用桑杏汤，是个热症。

如果他鼻子干，出气热，鼻子酸，是湿热燥症。在临床会遇到既有湿又有燥，燥湿相混的特殊类型。

为什么有的病人见效慢，效果不是太好呢？是因为我们诊断不到位。

所以这个病人，在原来处方的基础上加了杏苏散，病人的病就治好了，就是差了一个环节。

十二、秋季过敏性鼻炎医案

某女，33岁。

【主诉】秋季过敏性鼻炎多年。开始吃的小青龙汤，第二次又换成小青龙汤加小柴胡汤，都有效，但是效果不太理想。后来我看到她舌头上有裂纹，又是秋季过敏性鼻炎，就用小青龙汤加生石膏合小柴胡汤合玉屏风散，在这个基础上，又合了一个麦门冬汤。

【处方】小青龙汤加生石膏合小柴胡汤合玉屏风散合麦门冬汤。

吃了以后，效果就立竿见影了。

麦门冬汤原文

大逆上气，咽喉不利，止逆下气者，麦门冬汤主之。

病案分析

这是一个秋季过敏性鼻炎的病人，最开始吃的小青龙汤，第二次又换成小青龙汤加小柴胡汤，都有效，但是效果不理想。后来看到她舌头上有裂纹，又是秋季过敏性鼻炎，说明她有燥的因素，病人有阴虚的情况，我们需要补。

我们用方必须是有依据的，不能乱用，不是想怎么用就怎么用。所以这个病人在用小青龙汤合小柴胡汤合玉屏风加生石膏的基础上，又合上了麦门冬汤。

吃了以后，效果就立竿见影了。

“大逆上气，咽喉不利，止逆下气者，麦门冬汤主之。”

这个麦门冬汤，在临床上有大用处。前天在天津坐诊，来了一个十来岁的小孩，不停地发出怪叫声音，家人都崩溃了。什么病呢？抽动－秽语综合征。这个病的发病原因是吃孟鲁司特引起的。现在的抽动症很多与孟鲁司特有直接关系，这类病人都绝对不能再吃这个药了。现在治疗鼻炎、咳嗽、肺炎，一般西医都会用到孟鲁司特这个药。

要去除他的得病因素，首先要知道疾病是什么原因引起的，其次要解决他发出的怪叫声。怪叫的声音是什么呀？是大逆上气。我们现在治疗抽动症把握非常大，好多病人很快就见效，用的就是麦门冬汤。

“大逆上气，咽喉不利”——麦门冬汤。治好了很多多动症的孩子。这个气一直向上走，发出怪叫的声音，是不由自主的。这个病有个典型的特征是不停地吭吭，小孩子不停地清嗓子。清嗓子叫咽喉不利。他除了有鼻涕倒流的因素之外，他还有一个咽喉不利的因素，用麦门冬汤。

十三、麦门冬汤医案

某男，6岁。

【主诉】鼻子不透气一年。

【刻下症】（家长代诉）经常皱鼻子，或者没事了就喜欢用力拧鼻子，揉鼻子，还是鼻子不透气。用过各种的治疗效果都不好，而且还有一个典型的特征，患儿一直不停地吭吭。伴随的症状有嗓子干，喜欢吃凉东西，舌质红，舌苔少。

【处方】麦门冬汤。

麦冬 42g	山药 15g	西洋参 3g	甘草 3g
姜半夏 6g	大枣 6 个		

中药 7 剂，日一剂，水煎服，早晚饭后温服。配合蜂蜜外用涂鼻腔。

三天以后，患儿症状明显减轻，一共吃了半个月，就全部治好了。

病案分析

舌质红，舌苔少，是阴虚，用蜂蜜涂抹鼻子。鼻子干燥可以用蜂蜜，可以用香油，也可以用温开水，用哪个舒服就用哪个。这个嗓子吭吭，是咽喉不利，也是常见病。大家可不要以为是个小事啊，小孩子吭吭，一般首选的就是麦门冬汤。到了秋天更是必须用麦门冬汤。

今天我提出一个秋季过敏性鼻炎寒症类型大合方：小青龙汤合小柴胡汤合玉屏风散合麦门冬汤。

在大部分情况下，都需要加生石膏。舌尖红的、口干的、嗓子疼的、心烦的，都要加生石膏。或者病人流清鼻涕，偶尔流点黄鼻涕，也要加生石膏，大家记住就行了。下面是处方的常规剂量。

麻黄 6g	桂枝 9g	姜半夏 9g	甘草 9g
生白芍 9g	干姜 9g	细辛 3g	五味子 6g
柴胡 24g	黄芩 9g	红参 6g	生姜 30g
大枣 9 个	黄芪 15g	生白术 9g	防风 2g
麦冬 63g	山药 30g		

早上中午饭后喝，一天一付，一天两次。

这个只适用于寒症类型，不适用于湿热类型。

十四、过敏性鼻炎（麻附辛合肾四味）医案

某男，52岁。

【主诉】过敏性鼻炎多年。

【刻下症】患者鼻子痒，打喷嚏，流清水鼻涕，精神不振，总想睡觉，时常睡不醒，平时爱静不爱动；怕冷，舌质淡，脉无力。

患者鼻子痒，这是太阳病，麻黄剂证；患者脉无力，精神差，嗜睡，是少阴病。所以这个患者诊断是什么呢？太阳少阴合病。好多书上会写太少合病。

患者脉无力，鼻子痒，嗜睡，精神差，用麻黄附子细辛汤，我又给他合了一个肾四味，补肾。

伤寒病病脉证治：

【病】太阳少阴合病。

【脉】脉无力。

【证】鼻子痒，精神差。

【治】麻黄附子细辛汤合肾四味。

麻黄 9g	仙灵脾 15g	细辛 3g	菟丝子 15g
枸杞子 15g	补骨脂 15g	黑附子 9g（先煮）	

吃了12付中药，患者就痊愈了。

麻黄附子细辛汤原文

【301】少阴病始得之，反发热，脉沉者，麻黄细辛附子汤主之.

病案分析

这个病人为过敏性鼻炎，除了有鼻子的症状之外，还有精神不振，总想睡觉，时常睡不醒，平时爱静不爱动。怕冷，舌质淡，脉无力，这是三阴病里面的少阴病。“少阴之为病，脉微细，但欲寐也”。所以少阴病要解决的是睡眠障碍。

麻附辛，治疗的是总想睡觉，爱瞌睡。

黄连阿胶汤，治疗睡不着，就是睡眠差。

麻附辛证的特点是爱静不爱动，这是它最本质的特点。

阳虚的，都是爱静不爱动；阴虚的呢？都是爱动不爱静。

比如说小孩多动症，阴虚为本，无论怎么辨，都要补阴，而且要以补阴为主，不把这个最根本性的东西抓住，这个病治不好。

这个病人鼻子痒，打喷嚏，流清水鼻涕。鼻子痒，这是一个麻黄剂证，太阳病。病人脉无力，精神差，嗜睡，少阴病。所以这个病人是太阳少阴合病，用麻附辛。病人的肾虚不虚呢？肯定肾虚。因此合了李可老先生的“肾四味”。

十五、过敏性鼻炎（麻附辛合吴茱萸汤）医案

某男，58岁。

【主诉】过敏性鼻炎多年。每到冬天，就会鼻子不透气，流清鼻涕，鼻子痒，打喷嚏，时有头痛；手脚凉，四肢凉，特别怕冷，舌质淡，舌苔薄白，脉无力。

这个患者是一个到冬天就会发作的过敏性鼻炎，严重的时候，还会头疼。脉无力，手脚凉，这是厥阴病；同时，脉无力，四肢凉，这是少阴病。这个患者诊断是什么？少阴厥阴合病。另外，患者鼻子不透气，鼻子痒，流清鼻涕，这是太阳病，是表证。

伤寒病病脉证治：

【病】少阴厥阴合病伴有表证。

【脉】脉无力。

【证】鼻塞，怕冷，手脚凉，四肢凉，头疼。

【治】麻黄附子细辛汤合吴茱萸汤。

麻黄 9g	吴茱萸 6g	大枣 6 个	细辛 3g（开盖儿煮）
人参 6g	生姜 30g	黑附子 9g（先煮一小时）	

中药7剂，日一剂，水煎服，早晚饭后温服。配合荆芥煮水外敷，盐酸萘甲唑啉滴鼻液滴鼻。

麻黄附子细辛汤是解决太阳少阴合病问题的；这个患者的厥阴病怎么治

疗呢？用吴茱萸汤，为什么这里没有选择当归四逆加吴茱萸生姜汤呢？其实也可以。因为这个患者头痛，所以就加了吴茱萸汤。

吴茱萸汤原文

【378】干呕吐涎沫，头痛者，吴茱萸汤主之。

【效果】当天明显见效。吃了20天以后，症状全部消失。

用中成药玉屏风颗粒、金匮肾气丸善后。

病案分析

我们讲了春季得的或季节交替的过敏性鼻炎，现在这个病人是到冬天就发作的过敏性鼻炎。每到冬天，鼻子不透气，流清鼻涕，鼻子痒，打喷嚏，严重的时候还会头疼，手脚是凉的，胳膊、腿也凉，是什么病啊？手脚凉，四肢凉，少阴病。我们来分析一下。

一个病人的手脚凉，脉无力，为厥阴病；四肢凉，脉无力，为少阴病。这两种情况同时出现的时候，解决方法有两种：第一种方法是只治少阴病；第二种方法是少阴、厥阴一起治。

病人鼻子不透气，鼻子痒，流清水鼻涕，是太阳病的表证。

因此选择麻黄附子细辛汤。

这个处方是解决什么呢？是解决太阳少阴合病的。这个病人的厥阴病怎么治疗呢？用吴茱萸汤，为什么这里没有选择当归四逆加吴茱萸生姜汤呢？其实也可以，主要是因为这个病人头疼，所以就加了吴茱萸汤。

最后的处方是：麻黄附子细辛汤合吴茱萸汤。

病人吃药后当天明显见效，吃了20天以后，症状全部消失。

十六、过敏性鼻炎（甘草泻心汤合升麻鳖甲汤）医案

某男，27岁。

【主诉】过敏性鼻炎1年。用过小青龙汤，效果不太好，他应该是第三次就诊，前两诊效果都不太好。第三次再详细问诊才知道，患者是阳了以后出现的过敏性鼻炎，用甘草泻心汤合升麻鳖甲汤来治疗。

【处方】甘草泻心汤合升麻鳖甲汤。

炙甘草 6g	干姜 6g	黄连 3g	黄芩 9g
党参 9g	大枣 9 个	当归 9g	姜半夏 9g
升麻 9g	醋鳖甲 15g		

吃了五天后症状明显减轻，又吃了十二天痊愈。

病案分析

病人是阳了以后得的过敏性鼻炎，用什么呢？甘草泻心汤合升麻鳖甲汤。所有的阳后后遗症都是用这个处方，无论病人是什么症状。

前一段治疗了一个男病人，阳了以后胸闷。在其他地方治了快两年了也治不好，为什么呢？都是在治疗胸闷。

我的治疗方法很简单，只要是阳后的后遗症，都是用这个处方。

无论他是什么症状，什么心率快的、失眠的、胸闷的、过敏性鼻炎等等，症状千奇百怪，都是甘草泻心汤合升麻鳖甲汤，吃了就好了，特效药。以后有没有病人再阳呢？二阳、三阳、五阳等等。这不仅仅只是针对新冠，所有的流行性感冒、重感冒、传染病等的后遗症，都是用这个汤。无论出现什么症状，都是这个汤。所以说你要不学会这个汤，很多病人你治不好，因为你永远想不到。未来甘草泻心汤合升麻鳖甲汤还有大用处，我们正在临床验证当中，很多的疾病都要用这两个汤来解决，为什么呢？状如伤寒。

我个人认为，除了刚才讲的阳后后遗症、重感冒后遗症、流行性感冒后遗症之外（这些都是确切验证过的），未来所有传染病的后遗症，都可用到此方。

病人来了，要问病人，你第一次得病是怎么得的？如果说以前有这个病，后来好了，阳后又加重了，处方就用这个。大家知道，好多病人，在阳后以前的病复发了，加重了，像冠心病、心律失常、皮肤病等等，很多病都与新冠后遗症有关系，就是阳了以后加重了。或者是以前好了，阳后又复发，你把这个处方记住，疗效极佳，千万不要加雄黄，雄黄煮后就成砒霜了！

十七、过敏性鼻炎（虚劳病）医案

某女，35 岁。

【主诉】过敏性鼻炎多年。吃了好多的中药和西药，用过各种方案效果都不太好。

【刻下症】脉诊为芤脉，诊断为金匮病里面的虚劳病。

我把过敏性鼻炎的反复发作看作是经常感冒，再把经常感冒定义为风气百疾，所以，我在虚劳病里面选择了薯蓣丸证。

金匮病病脉证治：

【病】虚劳病。

【脉】脉无力。

【证】经常感冒。

【治】薯蓣丸。

山药 30g	当归 10g	桂枝 10g	神曲 10g
生地 10g	甘草 28g	人参 7g	川芎 6g
白芍 6g	白术 6g	麦冬 6g	杏仁 6g
柴胡 5g	桔梗 5g	茯苓 5g	阿胶 7g
干姜 3g	白蔹 3g	防风 6g	大枣 30 个
黄豆芽一把			

加水、蜂蜜、黄酒一起煮。

病人服药五天以后症状明显减轻，又吃了大概二十天，症状基本上就消失了，过敏性鼻炎也好了，然后吃中成药玉屏风颗粒、金匮肾气丸巩固治疗。两年以后，她因为其他的病又过来治疗，我专门问了她一下，过敏性鼻炎一直没有复发。

薯蓣丸金匮要略原文：

虚劳诸不足，风气百疾，薯蓣丸主之。

病案分析

此病人过敏性鼻炎很多年，把脉是芤脉，芤脉诊断为虚劳病。这就是进入病脉证治的环节，我们先辨病，到底是个什么病呢？虚劳病。过敏性鼻炎反复发作，看成经常感冒，经常感冒定义为风气百疾，所以在虚劳病里面选择了薯蓣丸证。

用黄豆芽代替豆黄卷。“虚劳诸不足，风气百疾，薯蓣丸主之。”关键是诊断，处方都现成，书中都有。千方易得，一效难寻。

如何将病人诊断为虚劳病，是需要有依据的。就是这样一个诊断方法，先辨病，把病辨准了，处方就简单了。

十八、过敏性鼻炎（阳和汤）医案

某女，38 岁。

【主诉】过敏性鼻炎 2 年余。吃氯雷他定有效，但是不能停药，一停药就复发了。患者很苦恼，总不能一辈子吃药吧，而且她做了过敏原的检测，对好多东西都过敏。鼻子不透气，怕冷，遇冷就打喷嚏，鼻子非常酸，流大量的清鼻涕，鼻子痒，特别是夜间比较严重，冬天严重，舌质淡，苔薄白，脉沉细无力。

她也用过小青龙汤、麻黄附子细辛汤、真武汤等，效果都不太好，我给她开了一个阳和汤。

【处方】阳和汤。

熟地 30g	麻黄 2g	肉桂 3g	炮姜 3g
白芥子 6g	甘草 6g	鹿角胶 8g（烊化）	

三天明显见效，半个月以后就痊愈了。

病案分析

这个患者是阳虚，但是用了麻附辛，真武汤，效果都不太好，为什么不太好？我给大家讲一下鉴别点。

阳和汤治疗的患者是一定有酸的感觉，实际上是要去寒湿的，这是我个人的一个理解。比如大家会看到阳和汤治各种各样的关节炎、气管炎、肺心病，都不准确。为什么不准确，阳和汤证的患者必须有酸的感觉，要么鼻子酸，要么头酸，要么胳膊酸、腿酸，要么身体酸，没有酸的感觉，效果都不好。

这个病人吃氯雷他定有效，不能停药，一停药就发作。做了过敏原检查，对很多东西都过敏。

病人鼻子不透气，怕冷，遇冷就打喷嚏，鼻子非常酸。鼻子酸是什么呢？是湿。大量流清鼻涕，鼻子痒，舌质淡，苔薄白。是热症还是寒症？是寒症啊。脉沉细无力，是一个三阴病。夜间严重，冬天严重，她也用过小青龙汤、麻黄附子细辛汤、真武汤，效果不太好。有的病人来了就告诉你他用过很多药方。

我给这个病人开了阳和汤。

阳和汤证的诊断要点是什么呢？见冷严重，夜里严重。除了脉沉细无力，还必须具备一个特征是酸的感觉。

十九、过敏性鼻炎、过敏性哮喘医案

李某，女，42 岁。

【初诊】2023 年 9 月 23 日。

【主诉】过敏性鼻炎，过敏性哮喘。

【刻下症】打喷嚏，流鼻涕，左侧鼻塞，睡醒喉咙痛，晨起呼吸不畅，哮喘病史，西药间断外用信必可都保吸入剂，每周吸入 3 ～ 4 次。舌质淡，舌尖红，舌胖大，有齿痕，有唾液线。

【诊断】过敏性鼻炎，哮喘。

【处方】射干麻黄汤加石膏合温胆汤。

射干 9g	麻黄 3g	细辛 3g	紫菀 9g
款冬花 9g	五味子 6g	大枣 10g	姜半夏 9g
石膏 30g	炒枳实 6g	竹茹 9g	陈皮 6g
茯苓 9g	炙甘草 6g		

中药3剂，日一剂，水煎服，早上、中午饭后喝。

【二诊】2023年9月30日。

打喷嚏、流鼻涕症状减轻，呼吸困难减轻，吃药期间，吸信必可都保一次，晚上睡觉咽喉部干痛，鼻子干。上方加麦门冬汤合玄麦甘桔汤滋阴润肺。

射干 9g	麻黄 3g	细辛 3g	紫菀 9g
款冬花 9g	五味子 6g	大枣 10g	姜半夏 9g
石膏 30g	炒枳实 6g	竹茹 9g	陈皮 6g
茯苓 9g	炙甘草 6g	麦冬 63g	山药 30g
生地 10g	玄参 15g	桔梗 6g	西洋参 3g

中药7剂，日一剂，水煎服，早上、中午饭后喝。

病案分析

患者以过敏性哮喘为主诉，同时患有过敏性鼻炎，先治哮喘，舌质淡为寒喘，选方射干麻黄汤，舌尖红加生石膏，舌上有唾液线合温胆汤，一诊开方3剂，因含有麻黄的处方晚上服用有的人会兴奋睡不着觉，故服药时间改为早上、中午饭后吃，晚上不吃；二诊打喷嚏、流鼻涕减轻，呼吸困难减轻，吃药期间，只吸了一次药，效果明显，自述晚上睡觉咽喉部干痛，鼻子干，为燥证，原方加麦门冬汤、玄麦甘桔汤滋阴润燥，开方7剂，同时嘱咐患者打开家里的加湿器。

二十、过敏性鼻炎季节交替发作医案

刘某，男，42岁。

【初诊】2023年10月1日。

【主诉】秋季过敏性鼻炎。

【刻下症】打喷嚏很多，流清水鼻涕，鼻子痒，眼睛痒，不定时发作，鼻子不干，季节交替时（交节病）症状会明显，舌质淡，苔薄腻。

【诊断】过敏性鼻炎。

【处方】小青龙汤合桂枝麻黄各半汤合血府逐瘀汤合玄麦甘桔汤。

麻黄 5g	白芍 9g	细辛 3g	干姜 6g
炙甘草 6g	桂枝 9g	五味子 6g	姜半夏 9g
炒杏仁 9g	大枣 10g	柴胡 3g	炒枳壳 6g
赤芍 6g	生地 9g	当归 9g	川芎 6g
炒桃仁 12g	红花 9g	桔梗 6g	川牛膝 9g
玄参 20g	麦冬 20g		

中药 14 剂。日一剂，水煎服，早上、中午饭后喝。

【二诊】2023 年 10 月 21 日。

病情好转，遇凉打喷嚏严重，舌质淡。上方加玉屏风散。

麻黄 5g	白芍 9g	细辛 3g	干姜 6g
炙甘草 6g	桂枝 9g	五味子 6g	姜半夏 9g
炒杏仁 9g	大枣 10g	柴胡 3g	炒枳壳 6g
赤芍 6g	生地 9g	当归 9g	川芎 6g
炒桃仁 12g	红花 9g	桔梗 6g	川牛膝 9g
玄参 20g	麦冬 20g	黄芪 15g	白术 9g
防风 2g			

中药 14 剂。日一剂，水煎服，早上、中午饭后喝。

病案分析

1. 打喷嚏，流清水鼻涕，鼻子痒，用小青龙汤。眼睛痒，太阳病，用桂枝麻黄各半汤，换季的时候病情严重，考虑交节病，用王清任血府逐瘀汤。

2. 二诊病情好转，遇凉打喷嚏加重，上方合玉屏风散增强抵抗力。

二十一、过敏性鼻炎前额头痛医案

刘某，男，14 岁。

【初诊】2024年6月1日。

【主诉】过敏性鼻炎。

【刻下症】打喷嚏，流鼻涕，鼻子痒，前额头痛，头昏沉不清，记忆力不集中，张口睡觉，怕热出汗多，口渴口干，可以吃凉，纳可，眠可，二便正常，舌质红，舌苔腻，脉有力。

【诊断】过敏性鼻炎。

【处方】麻黄连翘赤小豆汤合肺痈大合方，荆芥煮水外敷，盐酸萘甲唑啉滴鼻液滴鼻。

麻黄 3g	连翘 15g	赤小豆 30g	桑白皮 30g
炒山桃仁 9g	浙贝母 12g	桔梗 6g	炒冬瓜子 30g
甘草片 6g	大枣 45g	芦根 30g	炒葶苈子 30g
薏苡仁 30g	川贝母 3g	杏仁 6g	生姜 3 片

中药14剂。日一剂，水煎服，早晚饭后温服。

【二诊】2024年6月16日。

早上起来鼻涕少了，不打喷嚏了，鼻子也不痒了，头痛消失，效果很好。

一诊方不变，继服7剂，服法如前。

病案分析

患者以过敏性鼻炎为主诉，有典型的鼻子痒、打喷嚏、流清水鼻涕的症状表现，舌质红，舌苔腻，脉有力，这是湿热类型的过敏性鼻炎，首选麻黄连翘赤小豆汤。《伤寒论》262条“伤寒瘀热在里，身必黄，麻黄连翘赤小豆汤主之。”患者舌苔黄腻也叫“身必黄”，故选此方，同时前额头痛明显，头昏沉不清，注意力不集中，伴有鼻窦炎，首选处方肺痈大合方，同时配合荆芥外敷，盐酸萘甲唑啉滴鼻液外用，一诊开方14剂；二诊鼻子不痒了，不打喷嚏了，流鼻涕减少，头不疼了，效果明显，续服7剂。

二十二、过敏性鼻炎（弟子张友新验案）

病案 1

梁某，女，17 岁。

【主诉】秋季过敏性鼻炎发作一周。

【刻下症】嗓子疼、打喷嚏、鼻塞、流鼻涕，洗澡之后遇热加重；舌质暗，舌尖红，苔腻，舌上红点多，脉有力。

【处方】血府逐瘀汤合麻黄连翘赤小豆汤加生石膏。

当归 9g	生地黄 9g	红花 5g	甘草 8g
枳壳 9g	赤芍 8g	柴胡 8g	川芎 9g
桔梗 5g	牛膝 9g	麻黄 4g	连翘 9g
杏仁 5g	赤小豆 20g	生石膏 30g	桑白皮 20g

中药 5 剂，日一剂，水煎服，早晚饭后温服。

病案分析

1. 脉有力，舌质暗，交节病作，选择血府逐瘀汤。

2. 根据过敏性鼻炎洗澡遇热后加重，鼻塞，舌苔腻，舌上红点多，诊断为湿热证，选择麻黄连翘赤小豆汤。

3. 根据嗓子疼，加生石膏。

一周后反馈鼻炎改善明显。目前偶有打喷嚏流鼻涕，热则后背多汗，伴怕风。

【处方】原方 + 桂枝 5g。

当归 9g	生地黄 9g	红花 5g	甘草 8g
枳壳 9g	赤芍 8g	柴胡 8g	川芎 9g
桔梗 5g	牛膝 9g	麻黄 4g	连翘 9g
杏仁 5g	赤小豆 20g	生石膏 30g	桑白皮 20g
桂枝 5g			

病案 2

王某，男，12 岁。

【主诉】秋季过敏性鼻炎发作。

【刻下症】怕冷怕风，动则易出汗，鼻塞，打喷嚏，清黏鼻涕，鼻子干，舌尖红，舌质淡，左脉有力，右脉无力。

【处方】中成药小青龙颗粒加小柴胡颗粒加玄麦甘桔颗粒加玉屏风颗粒，嘱用 30g 石膏水冲服。

经微信反馈：服药前三天效果非常好，鼻炎明显减轻，第五天开始出现多汗，流清鼻涕。

【改方】中成药玉屏风颗粒加金匮肾气丸。

服药一天即汗止鼻子舒适。

其后偶有鼻炎发作时，则服小青龙颗粒加小柴胡颗粒加玄麦甘桔颗粒加玉屏风颗粒方案；平素皆服玉屏风颗粒加金匮肾气丸；偶有夜间鼻塞情况则加餐炒丝瓜或丝瓜汤。目前鼻炎稳定，仍在治疗中。

病案分析

这个患者是孩子，不爱喝汤药，因此他妈妈为他选择了简便的成药方案，患者以虚证为主，以补法为主，祛风散寒法为辅。

病案 3

王某，女，31 岁

【初诊】2024 年 9 月 14 日。

【主诉】过敏性鼻炎伴头痛发作一周，鼻塞而痒，晨起 4 ～ 5 点打喷嚏，清涕多，怕风，唇周干燥，嘴干，口苦，痰黄白相间，吃得少，舌淡红，苔薄白，一手脉有力，一手脉无力。

【处方】泻黄散加炮姜合千金苇茎汤合苍耳子散，加川芎、桂枝、白芍，自配小柴胡颗粒。

石膏 40g	炮姜 20g	防风 5g	藿香 9g
炒栀子 6g	苍耳子 6g	川芎 15g	辛夷 6g（包煎）

冬瓜子 20g	芦根 20g	桃仁 8g	薏苡仁 20g
白芷 6g	桂枝 10g	白芍 10g	薄荷 4g（后下）

自配小柴胡颗粒。

病案分析

1. 晨起 4 ~ 5 点打喷嚏，口苦，纳少、脉有力，小柴胡汤证。

2. 秋季鼻炎，唇周干燥，嘴干，从脾经湿热论治，泻黄散。

3. 鼻炎伴头痛考虑鼻窦炎，千金苇茎汤加川芎。

服药后鼻炎改善明显。头痛消失，鼻涕明显减少。

泻黄散加炮姜合苍耳子散是治疗秋季过敏性鼻炎的处方，秋季是一个阴阳转换的过程，强调要用石膏来帮助燥降收，用炮姜来帮助人体的气机下降。刚立秋时天气还是偏热，石膏的量要二倍于炮姜的量，在天气逐渐转凉的过程中，石膏用量逐渐减小。但实际临床使用过程中，秋季过敏性鼻炎用这个方子有一定有效，但也不是太高。后来我请教了张庆军老师，我们参考了泻黄散原文主症中的口燥唇干，经过观察，过敏性鼻炎的人群很多嘴唇是干燥的。之后把嘴唇干燥作为使用泻黄散治疗秋季过敏性鼻炎的指征，疗效大幅提高。

经过张庆军老师的指导和把关，我在 2024 年进行了过敏性鼻炎笔记的专病种系统整理，总结出过敏性鼻炎的特殊用药、经方、时方、汉方、验方、中成药、善后方、外治法等诸多经验。比如在辨证方面，除了学习老师讲到的六经常用处方和辨证，补充了如“下利欲嚏”的中焦虚寒类型、“鼻涕清稀但鼻孔瘙痒灼热”的湿热类型、“清涕无制”的肾虚类型，“鼻腔和上腭奇痒难忍，必用舌舔舐方能忍受”的真寒假热类型，“口唇干燥”的脾经湿热类型等。比如特殊用药补充了黑豆衣、豨莶草、墨旱莲、穿山龙、露蜂房、丝瓜络、蝉蜕等药物对过敏性鼻炎的特殊治疗作用和指征。比如时方部分详细阐述补中益气汤、益气聪明汤、补阳还五汤、升阳益胃汤、参苓白术散、十全大补汤、归脾汤等经典名方的使用指征区分。这些都离不开张老师的指导。中医的出路在专病，但中医的思维要有整体性，学习病脉证治、整理专病种知识总结，让我受益良多。

二十三、过敏性鼻炎（弟子雷湖验案）

王某，高一学生。

【初诊】2024 年 8 月 9 日。

【主诉】过敏性鼻炎。

【刻下症】该患者平日有过敏性鼻炎，主要是早上严重，症状以打喷嚏为主，其母说一早上要打几十个喷嚏，鼻塞，鼻痒，一直擤鼻涕，一早上要用一卷卫生纸。吃过氯雷他定，也去过专门治鼻炎的机构打过针，吃过药，具体药物不详，效果不好。近期做过鼻窦 CT，无鼻窦炎。

伤寒病病脉证治问诊：

1. 患者平时怕冷，穿的比别人厚，一接触冷空气会打喷嚏，鼻塞严重，脖子不疼；2. 口不苦，两肋无胀痛，鼻炎早上最严重；3. 不怕热，不口渴，大便正常；4. 吃凉东西不难受；5. 腿及手脚不凉；6. 患者平日无胃病，饭量小，喜肉食，喜烧烤类；7. 脉有力，舌红，苔黄厚腻。

伤寒病病脉证治：

【病】太阳湿热证，少阳病，食积。

【脉】脉有力。

【证】怕冷，鼻塞鼻痒，鼻炎早上严重，舌苔黄厚腻。

【治】麻黄连翘赤小豆汤加薏苡仁合小柴胡汤，中成药保和丸。

麻黄 6g	连翘 9g	杏仁 9g	赤小豆 30g
甘草 6g	生姜 3 片	大枣 6 个	桑白皮 30g
柴胡 24g	黄芩 9g	薏仁 30g	姜半夏 9g
党参 9g			

中药 5 剂，日一剂，水煎服，嘱早上、中午饭后吃药，晚上不吃。配合荆芥煮水外敷，盐酸萘甲唑啉滴鼻液滴鼻。

【二诊】2024 年 8 月 14 日。

早上打喷嚏减少，擤鼻涕也减少了，鼻塞减轻，舌红的程度减轻，但这次患者来前刮了舌头，没有看到舌苔情况，嘱患者下次来之前三天都不要刮舌苔。守方，患者嫌来回跑麻烦，拿了十天药，荆芥水继续外敷。嘱把第一瓶盐酸萘甲唑啉滴鼻液扔掉，从 8 月 20 日开始滴下一瓶，也是滴 5 天就扔掉。

效不更方，10 剂。服法如前。

【三诊】2024 年 8 月 27 日。

患者出去旅游了两天，吃药不太及时，到 27 日才吃完药，滴鼻液用够五天了，早上打喷嚏的次数已经很少，几乎没有擤鼻涕了，鼻塞也几乎没有了，舌稍红，苔比以前薄多了，患者说近五天没有刮过舌苔。

患者说药苦，不想再吃药了，我跟患者及家属说一定要吃够二十天，这样才能除根，患者的母亲跟患者做了好半天工作，患者才答应再吃五天。

效不更方，五剂。服法如前。荆芥只开了四天，因患者 9 月 1 日开学，最后一天不能再外敷。嘱吃完中药后再吃两瓶保和丸。

9 月 17 日放中秋假，患者来要拿点备用的治感冒的药，问起鼻炎的事，说早上偶尔会打个喷嚏，鼻子不塞了，也不怎么擤鼻涕了，基本好了。

病案分析

【262】伤寒瘀热在里，身必黄，麻黄连翘赤小豆汤主之。

这里的“伤寒”应该是有表证，有怕冷的症状。“身必黄”，按老师的说法，《伤寒论》中大包括小，身黄包括舌苔黄，热表现在舌红上，方中有赤小豆，这是去湿的，所以此方是治湿热表证的。再来看上面的病例，有一点我想的不周到，就是原文里这个“瘀”字。张老师说湿热是必有瘀的，我没考虑到瘀的问题，应该加上点活血化瘀的药，效果可能会更好一点。

另外，盐酸萘甲唑啉滴鼻液，老师一般用在鼻窦炎的时候比较多，我临床用在过敏性鼻炎效果也很好。

二十四、过敏性鼻炎（弟子王杰验案）

某男，51 岁。

【初诊】2024 年 7 月 26 日

【主诉】过敏性鼻炎 10 余年。

【刻下症】晨起打喷嚏，流清水鼻涕，偶有鼻子痒，受凉后加重。患者

平时容易感冒，怕冷，精神差，鼻子干，纳可，睡眠可，二便正常；舌质淡边有齿痕，苔薄白水滑，舌中间有裂纹，脉无力。

伤寒病病脉证治：

【病】少阴病。

【脉】脉无力。

【证】精神差，怕冷，流清水鼻涕。

【治】真武汤合麦门冬汤合玉屏风散。

茯苓 9g	白术 9g	白芍 9g	黑顺片 9g（先煎）
生姜 9g	黄芪 15g	防风 2g	麦冬 30g
人参 6g	山药 30g	姜半夏 9g	炙甘草 6g
大枣 30g			

患者服用上方后流清水鼻涕减少，打喷嚏减少，鼻子干好转，鼻子痒消失，精神恢复，上面的处方连续服用 21 天后，诸症消失。中成药玉屏风颗粒、金匮肾气丸善后调理。

病案分析

1. 脉无力确定为三阴病，精神差是少阴病；舌苔水滑是少阴病中的水分证，方用真武汤。

2. 鼻子干，舌质淡，有裂纹，有阴虚，需要补水，麦门冬汤。

3. 平时容易感冒，受凉后加重，舌质淡，有齿痕，脉无力，诊断为气虚，方用玉屏风散补气固表。

三方合用，效果显著。

二十五、过敏性鼻炎（弟子张统统验案）

李某，男，39 岁。

【初诊】2024 年 8 月 22 日。

【主诉】过敏性鼻炎多年。

【刻下症】流清鼻涕，拉肚子次数多，吃凉的、吃热的都拉肚子，口干，口苦，怕风怕冷，易惊醒舌苔白腻，脉有力。腹诊：肚脐下压痛。

伤寒病病脉证治：

【病】太阳少阳夹痰饮夹瘀证。

【脉】脉有力。

【证】怕风怕冷，流清鼻涕，口苦，脐下压痛，易惊醒，舌苔腻。

【治】小青龙汤合小柴胡汤合下瘀血汤合温胆汤加薏苡仁、炒苍术。

麻黄 3g	桂枝 9g	白芍 9g	姜半夏 9g
干姜 9g	细辛 3g	五味子 5g	炙甘草 6g
柴胡 15g	黄芩 9g	大黄 2g	炒桃仁 9g
土元 3g	竹茹 9g	陈皮 9g	炒枳实 9g
茯苓 9g	薏仁 30g	炒苍术 15g	

中药 7 剂。日一剂，水煎服，早午饭后温服。

【二诊】2024 年 9 月 3 日。

鼻炎好转，拉肚子减少，口苦减轻，舌苔稍腻。

上方中炒苍术加至 30g，继续服用七剂，服法如前。

病案分析

1. 脉有力，怕风怕冷，流清鼻涕，用小青龙汤。

2. 口苦，用小柴胡汤。

3. 肚脐下压痛，根据张庆军老师腹诊内容，用下瘀血汤。

4. 睡觉易惊醒，舌苔腻，用温胆汤。

5. 大便次数多，吃凉或吃热的都易拉肚子，舌苔腻，脾胃寒热错杂，用大黄、干姜、薏苡仁、炒苍术。

二十六、过敏性鼻炎（弟子卞淑贤验案）

某女，28 岁，黑龙江人。

【初诊】2024 年 5 月 18 日。

【主诉】打喷嚏，流鼻涕，鼻塞，眼睛干痒3天。因近期准备规培考试，心情紧张，加上前两天吃了很辣的鸡公煲，当天晚上鼻子特别干，自行服用牛黄上清片略有缓解，之后开始不停地打喷嚏，流鼻涕，鼻塞，眼睛干痒。

【刻下症】怕冷，出汗少，烦躁，爱生气，口渴，手脚凉，嘴唇非常干，白带黄，心下压痛，血压低。每年开春打喷嚏多，服用氯雷他定无效，鼻甲肥大，睡不好会心慌，心率会达到160次/分左右，先服养心颗粒不缓解，后服富马酸比索洛尔片缓解。近两天开始打呼噜。舌质淡，舌尖红，苔白腻，脉有力。

伤寒病病脉证治：

【病】太阳病。

【脉】脉有力。

【证】怕冷，出汗少，眼睛痒，口渴。

【治】桂枝麻黄各半汤加生石膏合苍耳子散合小陷胸汤合血府逐瘀汤合生脉饮。

荆芥 3g	防风 3g	桂枝 14g	炒苦杏仁 6g
甘草 6g	白芍 9g	生姜 9g	辛夷 6g（包煎）
大枣 10g	石膏 30g	苍耳子 6g	薄荷 3g（后下）
瓜蒌 30g	黄连 3g	当归 30g	生地黄 15g
红花 3g	柴胡 9g	川芎 6g	炒山桃仁 6g
桔梗 6g	赤芍 3g	怀牛膝 6g	麸炒枳壳 9g
党参 9g	麦冬 15g	五味子 6g	

中药7剂。日一剂，水煎服，早晚饭后温服。

【二诊】2024年5月27日。

鼻塞、打喷嚏、眼睛干痒明显减轻，打呼噜声变小，喘憋症状好转，心下压痛消失。

效不更方，7剂。

【三诊】2024年6月5日。

上述症状除鼻塞偶尔发作外，其他症状均消失。

停药，改成金匮肾气丸加玉屏风颗粒善后。

3个月后回访未复发。

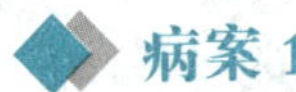

病案分析

患者吃辣的诱发了过敏性鼻炎，以眼睛痒、鼻塞、打喷嚏、流鼻涕为主要表现，首先考虑张庆军老师总结治疗眼睛痒的特效方桂枝麻黄各半汤，舌尖红加生石膏；鼻塞严重，合苍耳子散宣通鼻窍；之前每到春天开始频繁打喷嚏，考虑交节病作，合血府逐瘀汤；因需要用到麻黄剂，所以问了病人有没有心慌，回答休息不好就会出现心慌，并且心率还很快，将麻黄替代为荆芥、防风，同时合了生脉饮，益气养阴，防止出现心悸。一诊开方七剂，二诊效果明显，效不更方，续服七剂之后基本痊愈。

二十七、过敏性鼻炎（弟子张凡验案）

病案 1

李某，男，5岁半。

【主诉】患儿过敏性鼻炎、过敏性结膜炎发作一周，西医给予口服抗过敏药及眼药膏治疗一周无效。

【刻下症】患儿形瘦，面色㿠白，疲倦乏力，眼睛痒，结膜微红，上眼睑水肿，下眼睑色黑；鼻子痒，鼻塞，喷嚏频作，流清水鼻涕；纳少，眠可，二便正常；舌质淡，舌面水滑，脉有力。

【处方】小青龙汤。

麻黄 3g	桂枝 6g	白芍 6g	炙甘草 3g
干姜 6g	细辛 3g	五味子 3g	清半夏 6g

中药7剂。日一剂，水煎服，早晚饭后温服。

服药后一剂立即症状减轻，眼睑水肿消失；服三剂后眼痒、鼻痒、鼻塞症状均好转，下眼睑色黑变淡。

原方合四君子汤，玉屏风散。

麻黄 3g	桂枝 6g	白芍 6g	炙甘草 3g
干姜 6g	细辛 3g	五味子 3g	清半夏 6g
白术 6g	茯苓 6g	防风 3g	太子参 6g
黄芪 6g			

续服 14 剂痊愈。

病案分析

1. 患儿眼痒、鼻痒、鼻塞、打喷嚏均为外受风寒表现，流清水鼻涕，舌面水滑为水饮之证候，故选小青龙汤温肺化饮，散寒止涕。小青龙汤原为伤寒太阳发汗行水方剂，用此方治疗本病，主要依据其温肺散寒，化气行水的性能。

2. 患儿面色㿠白，疲倦乏力，纳少，肺脾气虚之表现，故合用四君子汤及玉屏风散健脾益肺，增强机体抗病能力。

3. 眼睑色黑，俗称黑眼圈，常见类型有肾虚，瘀血，水饮。此例为典型水饮内停，通过温肺化饮，最后黑眼圈消失。

病案 2

王某，女，10 岁。

【主诉】过敏性鼻炎发作一周。

【刻下症】鼻痒鼻塞，打喷嚏以晨起为著；咽微痛，咽红扁桃体肿大；纳眠可，大便干，2～3 天一次；舌质红，舌尖有红点，苔腻，脉有力。

【处方】麻黄连翘赤小豆汤合新加升降散。

麻黄 3g	连翘 7g	赤小豆 15g	桑白皮 15g
杏仁 6g	僵蚕 6g	炙甘草 6g	蝉蜕 4g
姜黄 7g	大黄 3g	淡豆豉 7g	徐长卿 12g
栀子 7g	薄荷 4g（后下）		

服药 7 剂后即症状减轻，咽痛消失，鼻痒鼻塞均减轻；续服 14 剂后症状均消失。

病案分析

1. 鼻痒、鼻塞、打喷嚏为外受风寒，舌红苔腻为湿热之表现；故辨为湿热表证，选麻黄连翘赤小豆汤外散风寒，内清湿热。

2. 舌尖有红点首选栀子剂，患儿并发扁桃体炎，伴大便干，故选新加升降散疏风解表，清热导滞。

我治疗鼻炎是基于学习张庆军老师的经验，跟诊张庆军老师两年多，见证过太多被张老师治愈的鼻炎患者。

张老师治疗鼻炎都是通过病脉证治辨证选方，常用处方有：小青龙汤，小青龙汤加石膏汤，桂枝汤，桂枝麻黄各半汤，小柴胡汤，柴胡桂枝汤，柴胡桂枝干姜汤，麻杏石甘汤，麻黄附子细辛汤，真武汤，附子理中汤，当归四逆汤，当归四逆加吴茱萸生姜汤等。

张老师治疗鼻炎多是一周见效，三周基本上症状消失，后期再吃补肺补脾补肾的中成药，大多数患者都不会复发。

记得张老师曾治一女性患者，45岁，过敏性鼻炎，眼睛痒，鼻子痒，鼻子不透气，流清水鼻涕，舌质淡苔薄白，脉有力。根据病脉证治辨为太阳病，选方桂枝麻黄各半汤，服一周后复诊时患者说眼睛不痒了，鼻痒减轻，流鼻涕减少，效不更方，共服用二十一剂，患者鼻炎症状消失。然后坚持吃中成药玉屏风颗粒、金匮肾气丸一个多月，后期回访鼻炎一直没有复发。治一三十多岁男患者，反复鼻炎发作数年，鼻痒鼻塞，喷嚏频作，遇寒、食寒凉均加重，怕冷，下肢寒凉，舌淡苔水滑，脉无力。根据病脉证治辨为太阴少阴合病，选方附子理中汤合真武汤，患者服药后症状很快减轻。由于患者脉无力，病程相对较长，患者治疗5周，症状消失，再坚持吃中成药附子理中丸、金匮肾气丸，体质逐渐改变，后来鼻炎偶有复发症状，也比之前轻微，服药后症状很快消失。

在我跟诊学习期间，像这样被张老师治愈的鼻炎患者不胜枚举，我也深刻体会到病脉证治辨证治疗疾病的魅力，张庆军老师是我学习中医之路的领路人，自从跟张老师学习病脉证治辨证体系后，我的临床治疗疾病水平有了质的提高，特别是在治疗鼻炎疾病方面取得了很好的疗效。

二十八、过敏性鼻炎（弟子牛艳霞验案）

杨某，男，21岁。

【主诉】过敏性鼻炎。

【刻下症】早上起来嗓子干疼，鼻子痒，眼睛痒，耳朵痒，老想打喷嚏，还忽冷忽热的，流清涕，也有粘鼻涕（小伙子来时怀里抱着一包抽纸）。舌质红，苔腻，脉有力。

【病】过敏性鼻炎，鼻窦炎。

【脉】脉有力。

【证】鼻痒，眼痒，耳朵痒，打喷嚏，流清涕，也有粘鼻涕，鼻塞，忽冷忽热。

【治】麻黄连翘赤小豆汤合桂枝麻黄各半汤合小柴胡汤合苍耳子散，配合荆芥煮水外敷，盐酸萘甲唑啉滴鼻液滴鼻。

【处方】麻黄连翘赤小豆汤合桂枝麻黄各半汤合小柴胡汤合苍耳子散，三剂，日一剂，水煎服，早午饭后温服。配合荆芥煮水外敷加盐酸萘甲唑啉滴鼻液滴鼻。

【用药思路分析】

1. 眼睛痒，用桂枝麻黄各半汤。
2. 舌质红，苔腻，是湿热证，用麻黄连翘赤小豆汤。
3. 有忽冷忽热，耳朵有症状是少阳经，用小柴胡汤。
4. 鼻塞，用苍耳子散。

初诊3剂，患者诉一剂后就觉得舒服多了，嘱患者严格忌口，生冷辛辣刺激的食物都禁止食用。

【二诊】自诉嗓子疼（二诊来时怀里就不抱抽纸了）。

调整处方，每剂加生石膏50g，6剂，煮药时里面切个梨，继续服药。加梨是因为秋天病作，有燥证。

【三诊】一周后患者反馈，只剩早上九点左右和晚上时流清鼻涕，其他时间无症状。

继续服二诊方，7剂，服法如前。

【四诊】基本无症状。

中药五剂，嘱患者服药结束后，继续服用中成药金匮肾气丸加玉屏风颗粒两周善后，巩固疗效。

第四章

失眠、抑郁、焦虑专题

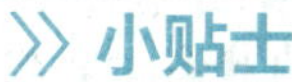

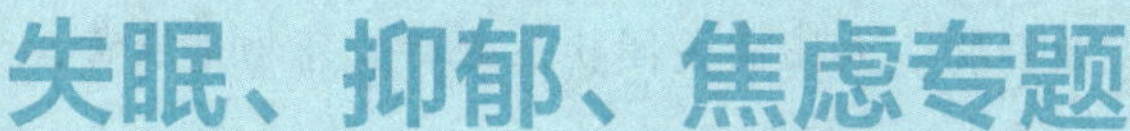

柴胡加龙骨牡蛎汤的应用方法

《伤寒论》107条：伤寒八九日，下之，胸满烦惊，小便不利，谵语，一身尽重不可转侧者，柴胡加龙骨牡蛎汤主之。

我在临床上应用柴胡加龙骨牡蛎汤的方法有三种：

第一种，三阳合病。怕风，怕冷，爱出汗，口苦，大便干，脉有力。三阳病就是太阳病、少阳病、阳明病。当一个病人同时有这三个病的时候，我会用柴胡加龙骨牡蛎汤。

第二种情况，当一个病人诊断为少阳病伴有精神或者失眠症状的时候，也要用柴胡加龙骨牡蛎汤。

第三个最简单，只要病人同时有心烦和胆小，大家记住这个叫心烦胆小综合征，等于柴胡加龙骨牡蛎汤证。这就是我一直在推广的病脉证治诊断法。

先来讲什么叫太阳病？

太阳病的本质是脉有力，怕冷，这就是太阳病。当一个病人的脉有力，又怕冷的时候，就是太阳病。

什么是阳明病呢？阳明病的本质是脉有力，怕热。

什么叫少阳病呢？少阳病是脉有力，既怕冷又怕热。或脉有力，既不怕冷，也不怕热。或者一会儿怕冷，一会儿怕热。另外，少阳病的诊断还有一个标准，当一个病人脉有力且没有太阳病，没有阳明病，利用排除法，确诊为少阳病。

太阳病的代表药物是麻黄和桂枝。麻黄是干什么的呢？麻黄的作用是打开开关，比如说病人的毛孔关闭了，就需要用麻黄。身体上最大的毛孔就是鼻孔，所以所有有鼻塞症状的患者都要考虑用麻黄打开。麻黄是解决关闭状态的特效药物。太阳病关闭状态的特效药物是麻黄，毛孔闭塞了就必须用麻黄。

我们先来看粉刺的病人。可以这样说，几乎所有粉刺的病人都有皮脂腺分泌障碍，毛孔都关闭了，这个时候就要用麻黄，特别是背部的粉刺，首选葛根汤，7 天内肯定能好。为什么背部的粉刺我们要选葛根汤呢？第一个，“项背强几几”用葛根剂；第二个，粉刺都处于关闭的状态，我们要用麻黄剂。同时含有葛根和麻黄的只有葛根汤。

这是我们从本质上来认识什么叫病？什么叫药物？医圣为什么要选择麻黄这个药？我们再来想一下，有一个病人突然耳朵听不见了，叫暴聋。这个时候耳朵和外界的联系关闭了，所以就要用到麻黄。我们看很多医案暴聋、暴哑、暴盲的时候，要用麻黄剂，不用麻黄是不行的。一个病人突然不能说话了，发不出声音了，这也是关闭状态；一个病人眼睛突然什么都看不见了，也是一个关闭状态，所以就要用麻黄。临床有一个疑难病，重症肌无力。重症肌无力患者的眼睛也是处于一个关闭的状态。病人睁不开眼，是不是眼睛就被关闭了？这样的一个情况需要我们在用大剂量黄芪（如补中益气汤）的基础上，加上麻黄，治疗效果会明显提高。

最近我治了好几个眼睛生病的，不敢睁眼，怕光流泪。病人怕光流泪，但他眼睛闭上的时候是舒服的。所以给他们都用了八味大发散，里面第一个药就是麻黄。为什么呢？他的眼睛和重症肌无力一样，是处于一个关闭的状态，我们必须用麻黄剂。我们再接着往下讲，脑梗塞就是脑血管处于一个关闭的状态,所以现在脑梗治疗的首选处方是什么？古今录验续命汤、大续命汤、小续命汤。

我们再来看输卵管不通，光用少腹逐瘀汤、温经汤是不够的，为什么呢？因为输卵管不通是处于一个关闭的状态，这就像我们家里的水龙头，它处于一个关闭的状态，你没法用水怎么办呢？找麻黄。我们再来看啊，女性的月经过少甚至闭经，是不是有个关闭的“闭”字？这个时候需要考

虑用麻黄了，比如说麻黄温经汤。再往下看，有的大便干是不是也是处于一个关闭的状态啊？所以在阳明篇里面，医圣写了一个麻黄汤。

我们再来看水气病篇。越婢汤、越婢加术汤、麻黄附子汤都用了麻黄，为什么呢？因为水气病的病人，他的小便处于一个关闭的状态。一个肾病的病人小便量是很少的，就像水龙头打不开一样，那么要打开这个水龙头怎么办？找麻黄。把这个本质搞清楚了，我们再来看桂枝。桂枝证就像水龙头没有关，一直在不停地哗啦啦流水。在这个情况下就要用桂枝，比如一个病人怕风，自汗出，就要用到桂枝剂。比如说一个漏汗不止的病人，就要用到桂枝加附子汤，一个脱发的病人是不是一个脱症？用桂枝加龙骨牡蛎汤。男科里面遗精的也要用桂枝加龙骨牡蛎汤和小建中汤。那么男科里面不射精的呢？它处于一个关闭的状态，就要在麻黄剂里面选。这就是最本质的东西，最本质的东西就是太阳病怕冷，脉有力，两大药物，麻黄和桂枝。

下面我们再来看少阳病。少阳病的本质就是矛盾。“往来寒热”：一会儿怕冷，一会儿怕热。大家一定要记住啊，少阳病的往来寒热，不是怕冷和怕热的同时存在，而是交替出现。比如说两个小时前怕冷，过了两个小时又怕热了。少阳病的本质就这个特点，矛盾现象。所以当我们看到一个双相情感障碍的病人，这个病人这段时间像发了疯一样躁狂，再过一段时间又不和人交往了，抑郁了，叫躁狂抑郁综合征，必定是一个矛盾现象。脉有力的少阳病，用柴胡剂，这就是我们从根本上来解决这些临床问题，从大方向上我们来解决这个问题。那么 107 条柴胡加龙骨牡蛎汤在临床上有很广泛的应用，下面通过病例来说明。

一、失眠医案

赵某，男，45 岁，郑州人。

【初诊】2023 年 7 月 2 日。

【主诉】失眠，患者晨起口苦，怕冷，出汗多，睡眠浅多梦。脚不凉，大便干。脉滑有力；舌体胖大，舌质淡，苔薄白腻，边齿痕。

【病】三阳合病。

【脉】脉有力。
【证】怕冷，汗多，口苦，大便干。
【治】柴胡加龙骨牡蛎汤。
【处方】柴龙牡加薏苡仁 30g。

柴胡 24g	姜半夏 9g	黄芩 9g	人参 6g
桂枝 9g	茯苓 9g	生龙骨 30g	生牡蛎 30g
代赭石 30g	大黄 2g	生姜 3 片	大枣 30g
薏苡仁 30g			

中药 5 剂，日一剂，水煎服，早晚饭后温服。

【二诊】2023 年 7 月 16 日。

睡眠好转，晨起口苦口干好转；大便干好转，脉有力，舌质淡，苔薄白腻，有唾液线。

【处方】柴龙牡合温胆汤加薏苡仁 30g。

柴胡 24g	姜半夏 9g	黄芩 9g	党参 9g
桂枝 9g	茯苓 9g	生龙骨 30g	生牡蛎 30g
代赭石 30g	大黄 3g	生姜 9 片	大枣 30g
薏苡仁 30g	麸炒枳实 9g	竹茹 9g	新会陈皮 6g
炙甘草 6g			

中药 5 剂，日一剂，水煎服，早晚饭后温服。

【三诊】2023 年 8 月 13 日。

失眠明显好转，梦少了；晨起背痛。

【处方】柴龙牡合温胆汤加薏苡仁 30g 合桂枝加葛根汤。

柴胡 24g	姜半夏 9g	黄芩 9g	党参 9g
桂枝 9g	茯苓 9g	生龙骨 30g	生牡蛎 30g
代赭石 30g	大黄 3g	生姜 9 片	大枣 30g
薏苡仁 30g	麸炒枳实 9g	竹茹 9g	新会陈皮 6g
炙甘草 6g	葛根 40g	白芍 9g	

中药6剂，日一剂，水煎服，早晚饭后温服。

患者痊愈。

病案分析

这个病人早晨起来口苦，这是“少阳之为病，口苦咽干目眩也”——少阳病；怕冷，出汗多，这是一个太阳病里面的桂枝剂证。睡眠浅是睡眠障碍。大便干，脉有力，这是阳明病。所以这个病人是三阳合病，选择柴胡加龙骨牡蛎汤。我现在推广病脉证治，都是通过先辨病，然后脉、证、治，最后推导出处方。舌苔腻，加了薏苡仁。

来看一下这个病的分析：病：三阳合病；脉：脉有力；证：怕冷，汗多，口苦、大便干；治疗：柴胡加龙骨牡蛎汤加薏苡仁。

这是当时的处方。大家看一下，这里面没有写失眠。咱们的这个证是指的什么呢？证据，症状。一个病人有的会一下子讲六七个症状、十几个症状，甚至二十几个症状，我们不能全部都写，只能写关键症状，我在这里面写的都是六经病的症状。

为什么呢？因为用病脉证治辨证的时候，很多病人的症状是无效症状，我们是不用考虑的。

我一直致力于让大家明白，我们中医要从西医的检查、西医的病名，还有病人的症状中脱离出来，那怎么办呢？先辨病而不是辨症状，不要上来就和他的症状去对号，我们先把病辨出来。

这个病人吃药以后睡眠好转，口苦、口干好转，大便干好转，脉有力。又加了一个现象，舌头上面有唾液线，这时一律用温胆汤。无论什么病名，无论什么症状，跟病名和症状就没有关系，只跟舌诊有关系。这是我最近在推广的，但见一舌便是。见到这样的舌苔，就加上温胆汤，效果绝对没问题，而且不用考虑病人的症状，不用考虑西医的病名了，不用考虑他的化验单了，用温胆汤就行了。这个病人用了新会陈皮。

实践证明，新会陈皮确实比普通陈皮效果好，自从换了新会陈皮以后，我的疗效提高了。

通过这个医案，我们学习三阳合病，学习有唾液线时就用温胆汤，这都是临床经常见到的。

我们来接着讲。失眠明显好转，能睡觉了，梦少了，他早晨起来背疼，表现为明显的时间规律。我们来看六经病，每一个病里面都有一个时间的条文，那么早晨这个时间段属于什么病呢？属于少阳病。少阳病是早晨3点到上午9点。背疼、背部的问题我们要考虑葛根剂。怕风怕冷，出汗多，脉有力，背又疼，桂枝加葛根汤。当病人背部有问题的时候，我们首先想到的就是葛根剂。在葛根汤、桂枝加葛根汤、葛根加半夏汤、葛根芩连汤里面选择。

这个病人来了三次治好了。

二、焦虑症医案

杜某良，男，47岁，石家庄人。

【初诊】2023年4月15日。

【主诉】上午有精神，下午没精神。

【问诊】心烦、胆小、焦虑，右肩周僵硬；胸刺痛；双脉有力；舌质红，苔薄白腻，边齿痕，有唾液线。

【腹诊】无压痛。

【治疗思路】焦虑为主用柴龙牡，唾液线用温胆汤；胸刺痛是胸痹病，用瓜蒌薤白半夏汤。

【处方】柴龙牡合温胆汤合瓜蒌薤白半夏汤。

柴胡 24g	黄芩 9g	桂枝 9g	茯苓 9g
生龙骨 30g	生牡蛎 30g	赭石 30g	大黄 2g
清半夏 9g	党参 6g	炒枳实 9g	竹茹 15g
陈皮 6g	炙甘草 6g	生姜 3片	大枣 15g
全瓜蒌 30g	薤白 15g		

中药 14 剂，日一剂，水煎服，早晚饭后温服。

【二诊】2023 年 5 月 7 日。

症状减轻多了，每晚能睡四个小时；目前反酸烧心。双脉有力；舌质红，苔薄白腻，边齿痕，有唾液线。

【治疗思路】反酸加栀子厚朴汤，腻苔加薏苡仁 30g。

【处方】柴龙牡合温胆汤合瓜蒌薤白半夏汤合栀子厚朴汤加薏苡仁 30g。

柴胡 24g	黄芩 9g	桂枝 9g	茯苓 9g
龙骨 30g	牡蛎 30g	代赭石 30g	大黄 2g
清半夏 9g	党参 6g	炒枳实 9g	竹茹 15g
陈皮 6g	炙甘草 6g	生姜 3 片	大枣 15g
栀子 9g	厚朴 9g	薏苡仁 30g	全瓜蒌 30g
薤白 15g			

中药 14 剂，日一剂，水煎服，早晚饭后温服。

焦虑症痊愈。

病案分析

现在失眠的、焦虑的、抑郁的病人越来越多。很多都是压力大、欲望过高导致的。这个病人的主诉是上午有精神，下午没精神，但他的主诉就是一个无效症状，没有意义，但他想解决的是这个问题。病人心烦、胆小、焦虑、胸部刺痛。胸痛的病人，我们诊断为胸痹病，在胸痹病里面进行选择，就是先进入病的大框架，再到里面去选择处方。

脉有力，舌质红，苔薄白腻，边齿痕，有唾液线，温胆汤。我们不用管是失眠还是焦虑，是胸疼还是冠心病。我们见到唾液线就用温胆汤，它跟症状是没有关系的。腹诊无压痛，就排除了瘀血。

我治的焦虑症非常多。一般首选柴胡加龙骨牡蛎汤，有效率非常高。当然不是说所有的焦虑症都用这个方。当我们看到一个病人眉头紧锁、有川字纹的时候，就用柴胡加龙骨牡蛎汤。望而知之谓之神嘛。凡是男的有川字纹的，夫妻生活都不好，都有男科疾病，柴胡加龙骨牡蛎汤合上四逆散加蜈蚣。女性就直接用柴胡加龙骨牡蛎汤。为什么眉头紧锁就不开心了？因为从中医的角度来讲，这个部位就是心的部位。

胸刺痛是胸痹病，用瓜蒌薤白半夏汤，这都是我们推广的病脉证治。先进入病的环节，就是他的胸痛，诊断为胸痹病，然后在胸痹病的处方里面选择。所以治病就是这样，处方就是这样开出来的。病人治疗后症状减轻多了，目前反酸烧心。反流性胃炎临床非常多。所有的反流性胃炎都不是胃的事，是慢性胆囊炎、胆结石、胆囊息肉等胆囊疾病导致的反流，所以都要用柴胡剂。反酸烧心的时候，食道的这一段觉得烧得慌，这个叫"胸中窒"。在经方里面提到胸中的时候指的是食道，应该用栀子剂。"反酸烧心"提到了一个"烧"字，就是病人怕热，一个脉有力又怕热的，它就是阳明病。阳明病里面有石膏剂证、栀子剂证、大黄剂证，所以所有的反酸烧心的都要用到栀子剂。我们在黄疸病篇会讲到栀子大黄汤治疗"心中热痛"。"心中热"是什么呀？就是烧心。

反酸伴有失眠、肚胀加栀子厚朴汤，腻苔加薏苡仁，唾液线用温胆汤，胸痹病用瓜蒌薤白半夏汤。就这样把这个处方开出来了，病人也治好了。

三、焦虑抑郁症医案

王某，女，39岁，山东人。

【初诊】2023年3月4日。

【主诉】乏力严重，抑郁；生活没有乐趣。

【问诊】心烦，怕冷，出汗多；口苦，手脚凉；喜欢吃凉的，吃完也不难受；特别嗜睡；喜欢吃麻辣烫重口味的，易上火。大便干，有点爱哭。

脉有力。舌质淡，苔薄白，边齿痕，舌尖有点红，中有裂纹。

【腹诊】心下、脐下压痛，右少腹压痛。

【治疗思路】焦虑症、抑郁症用柴龙牡；合上腹诊的处方。

【处方】柴龙牡合小陷胸汤合下瘀血汤合大黄牡丹皮汤合甘麦大枣汤。

北柴胡 24g	黄芩 9g	桂枝 9g	茯苓 9g
生龙骨 30g	生牡蛎 30g	代赭石 30g	大黄 2g
清半夏 9g	西洋参 6g	生姜 3 片	大枣 30g
瓜蒌 30g	黄连片 2g	丹皮 9g	炒桃仁 9g
炒冬瓜子 30g	土鳖虫 4g	淮小麦 100g	炙甘草 6g
芒硝 4g（烊化）			

中药 10 剂，日一剂，水煎服，早晚饭后温服。

【二诊】2023 年 4 月 8 日。

身体轻松了，想吃饭了。

【处方】柴龙牡合小陷胸汤合下瘀血汤合大黄牡丹皮汤合甘麦大枣汤，加甜叶菊 3g。

北柴胡 24g	黄芩 9g	桂枝 9g	茯苓 9g
龙骨 30g	牡蛎 30g	代赭石 30g	大黄 2g
清半夏 9g	西洋参 6g	生姜 3 片	大枣 30g
瓜蒌 30g	黄连片 2g	丹皮 9g	炒桃仁 9g
炒冬瓜子 30g	土鳖虫 4g	淮小麦 100g	炙甘草 6g
芒硝 4g（烊化）	甜叶菊 3g（后下）		

中药 30 剂，日一剂，水煎服，早晚饭后温服。

【三诊】2023 年 5 月 13 日。

【主诉】症状减轻，情绪好多了。

舌质淡，苔薄白，边齿痕，舌尖有点红，中有裂纹。

【腹诊】左、右少腹，耻骨上压痛。

【处方】柴龙牡合小陷胸汤合下瘀血汤合大黄牡丹皮汤合甘麦大枣汤，加甜叶菊 3g、烫水蛭 4g。

北柴胡 24g	黄芩 9g	桂枝 9g	茯苓 9g
龙骨 30g	牡蛎 30g	代赭石 30g	大黄 2g
清半夏 9g	西洋参 6g	生姜 3 片	大枣 30g
瓜蒌 30g	黄连片 2g	丹皮 9g	炒桃仁 9g
炒冬瓜子 30g	土鳖虫 4g	淮小麦 100g	芒硝 4g（烊化）
炙甘草 6g	烫水蛭 4g	甜叶菊 3g（后下）	

中药 30 剂，日一剂，水煎服，早晚饭后温服。

【四诊】2023 年 6 月 17 日。

【主诉】自己感觉状态正常了。

【治疗思路】效不更方，改为间断用药。

焦虑抑郁痊愈。

病案分析

病人的主诉是乏力严重。我给大家说一下临床常见的乏力情况。第一个是太阳阳明合病的大青龙汤证，我们看一看伤寒论 38 条、39 条就明白了：身体沉重就是乏力；第二个是柴胡加龙骨牡蛎汤证，“一身尽重不可转侧者”；第三个干祖望老先生的三仙汤证，用仙鹤草、仙茅、仙灵脾、五味子、甘草。此外，更加常见的是湿热。病人湿热的时候，有些人的主诉是感觉乏力，身体没有力量。

我们再来看抑郁，生活没有乐趣。

第一种就是抑郁脉有力，它是一个三阳合病，考虑柴胡加龙骨牡蛎汤。如果一个病人抑郁，脉无力，要考虑少阴病，用附子剂。

我们来看这些关键症状、有效症状：怕冷出汗多——桂枝剂；口苦脉有力，少阳病——柴胡剂；大便干，脉有力，阳明病——大黄剂。柴胡加龙骨牡蛎汤里面同时含有桂枝、柴胡、大黄。这个病人爱哭，爱哭都是脏燥症，用甘麦大枣汤。所有爱哭的都用甘麦大枣汤，七天之后她就不哭了。

现在我们来看腹诊。腹诊心下压痛，心下这个部位就是胸骨柄下面胃的位置，就是胃部压疼。胃部压痛用小陷胸汤，黄连，瓜蒌，半夏。脐

下压痛，肚脐下一寸，一般都是肚脐下两指，一按疼痛，用下瘀血汤。如果不采用我们腹诊的方法，小陷胸汤就用的少了，下瘀血汤就用的更少了。按照我们腹诊的方法，可以轻而易举地确定这些处方。

脐下压疼的病人还有一个典型的特征：爱上火，用下瘀血汤，用了以后就不上火了。以前很多人说虚不受补，大错特错。不是虚不受补，是里面有瘀血给它挡着的，一吃补药就上火。等我们把脐下压痛解决了之后，她吃什么也不上火，不可能上火了，因为我们把问题解决了。右少腹压痛脉有力，用大黄牡丹汤，这是腹诊的处方。

这都是腹诊，我们目前主要用来诊断瘀血的处方。

所以我们的处方就出来了：一个是三阳合病柴胡加龙骨牡蛎汤；爱哭，甘麦大枣汤；心下压痛，小陷胸汤；脐下压痛，下瘀血汤；右少腹压痛，大黄牡丹汤。她的疾病复杂，就应该这样用。

舌头中间裂纹需要加一点滋阴的药物。这个小麦我都是要求病人上淘宝买淮小麦。浮小麦也能用，但效果差。淮小麦可以用到100g。

伤寒论的113个方都是秘方，都是特效方，前提是准确诊断。

左少腹压痛——桃核承气汤，右少腹压痛——大黄牡丹汤，耻骨上压痛——抵当汤，这个水蛭都要用炙水蛭，不要用生水蛭。张锡纯一直提倡用生水蛭，我用了几次，病人给我打了几次电话，吃了就恶心呕吐，我也不知道怎么回事，后来就一律用成烫水蛭了，用烫水蛭就没有副作用。有一个活血通脉胶囊，里面就是水蛭一味药，中成药逐瘀通脉胶囊是抵当汤。病人自己感觉好了，效不更方，改为间断用药。所有的长期病、慢性病，等症状消失以后，我都会让他们改为间断用药。就是原来一星期吃七付药，先变成一星期吃五付药，星期一到星期五吃药，周六周日休息，跟上班一样；然后从五付药再变成一星期吃四付药，或者一星期吃三付药。吃三付药的时候也是周一、周二、周三连续吃，后面休息4天，这样吃上两三个月，病人就痊愈了。

比如一个甲状腺功能减退的病人，化验指标正常以后，TSH正常了，优甲乐就停了，停了以后改为间断用中药。再吃上几个月，中药也不用吃了，优甲乐也不用吃了。一个慢性病怎么治愈？就是症状消失以后改为间断用药。

四、狂躁抑郁，双相情感障碍医案

高某，女，30岁，陕西人。

【初诊】2023年5月28日。

【主诉】晚上心动过速，最高153次/分，吃2～5样西药五年；幻听；心烦胆小，爱紧张；有社交恐惧症。

脉有力；舌质淡，苔有红点。

【腹诊】脐左压痛，左少腹压痛，脐上悸动。

【治疗思路】爱紧张，脉有力——四逆散。这个患者不能按照心脏病治疗。双相情感障碍用柴胡剂；往来寒热，少阳病，用柴龙牡；精神病由热、瘀、便秘、痰引起，苔有红点有热加百合。

【处方】柴龙牡合桂枝茯苓丸合桃核承气汤加百合合四逆散。

柴胡24g	清半夏9g	黄芩9g	西洋参6g
桂枝9g	茯苓9g	龙骨30g	牡蛎30g
代赭石30g	大黄2g	生姜9片	大枣30g
丹皮9g	桃仁9g	白芍9g	麸炒枳实9g
芒硝6g	炙甘草9g	百合30g	

中药30剂，日一剂，水煎服，早晚饭后温服。

【二诊】2023年7月2日。

【主诉】幻听消失，精神好多了，社交恐惧症减轻。

【刻下症】不吃西药晚上手抖，晨起头晕、乏力；上半身热，下半身凉；舌质淡红，苔薄白腻，中有裂纹，舌尖有红点。

【腹诊】桂枝茯苓丸证、桃核承气汤证。

【治疗思路】上次处方加麦冬30g、五味子6g、柏子仁9g。三种西药其中的一种可以适当减量；不能吃冷饮、牛奶。不能喝啤酒。

柴胡24g	清半夏9g	黄芩9g	西洋参6g
桂枝9g	茯苓9g	龙骨30g	牡蛎30g
代赭石30g	大黄2g	生姜9片	大枣30g

丹皮 9g	桃仁 9g	白芍 9g	麸炒枳实 9g
芒硝 6g	炙甘草 9g	百合 30g	麦冬 30g
五味子 6g	柏子仁 9g		

中药30剂，日一剂，水煎服，早晚饭后温服。

后来患者网诊守方治疗，病情好转，最后治愈。

病案分析

这就是我跟大家说的躁狂抑郁综合征，双相情感障碍。

没有什么理解不了的，人生就是这样，疾病更是这样，它是矛盾的，这就是柴胡剂证。我们在柴胡剂证中选择以后，就能把它治好。

这个病人心动过速，最高的时候每分钟153次，吃2～5样西药，吃了5年了，幻听，有精神分裂的倾向，心烦胆小。针对心烦胆小综合征用柴龙牡。

爱紧张的分两种情况：第一种情况，脉有力的四逆散；第二种情况，脉无力的甘麦大枣汤证。特别是一些考试前综合征患者，见到考试就害怕，平时学习非常好，一到考试就考砸了，爱紧张，四逆散合甘麦大枣汤。吃了以后他就不紧张了。还有的人一坐长途汽车就想上卫生间，也是爱紧张，所以爱紧张这个情况在临床非常常见。

脐左压痛——桂枝茯苓丸；左少腹压疼——桃核承气汤。左少腹压痛的病人都是脾气暴躁的人，有的病人说脾气不好，动不动就发火，用桃核承气汤。我们也解决了很多人的脾气不好，脾气暴躁，翻脸不认人，也是用桃核承气汤。

治疗思路：爱紧张，脉有力，四逆散。这个病人是不能按心脏病治疗的，因为什么？因为他是心烦胆小综合征，脐上是有悸动的。就是肚脐上，用手按它会跳，就是脐上那个跳动引起的病人心率快。双相情感障碍是柴胡剂证，“往来寒热”为少阳病或者厥阴病，如果脉无力就是厥阴病了。

精神病是由什么导致的呢？热，瘀，便秘，痰。特别一些女孩子有瘀血的、大便干的，她们往往不是真正的精神病，严格来说，根本就没有真正的精神病。一看舌苔腻的、舌质红的用礞石滚痰丸、清心滚痰丸，就用这两个药丸用把痰祛祛、把热祛祛，有瘀血的用抵当汤，病就好了。

为什么呢？这些精神病人有桃核承气汤证，叫“如狂”。“如狂”是什么呀？脾气暴躁，不是真的狂，是“如狂”。桃核承气汤证的病人，他为什么跟你闹？而不去公安局去闹，或跟他领导去闹，这叫“如狂”，因为他脑子清醒。但如果是抵当汤证就不叫“如狂”了，那叫“真狂”，管你天王老子也不行，都得闹。

所以说精神病病人，一般用抵当汤，做腹诊，耻骨上压痛，等压痛消失了，瘀血就没有了，等大便不粘了，痰就没有了，然后病人就好了。

这个病人吃中药后幻听消失了，精神好多了，社交恐惧症也减轻了。

但是减西药要缓慢。如果在病人没有吃西药的情况下，我们一般两三个月就可以治好了，非常简单。如果病人吃着好几样西药，不能马上停，停了就容易出问题，所以一次只能减一样，而且减的要慢，所以病人需要一年左右才能治好。这个病人成功治愈，后来又介绍了好几个患者。

五、甲减致失眠医案

刘某，女，68岁，荥阳人。

【初诊】2022年3月5日。

【主诉】甲减症状：头晕，心慌，血糖高、血压不稳定。因甲减吃优甲乐，降压药吃吃停停。大便不干，失眠，醒了就不能入睡，口苦，脉有力。

【处方】柴龙牡。

柴胡 24g	黄芩 9g	桂枝 9g	茯苓 9g
龙骨 30g	牡蛎 30g	大黄 2g	代赭石 30g
姜半夏 9g	人参 9g	生姜 3片	大枣 3枚

中药7剂，日一剂，水煎服，早晚饭后温服。

【二诊】2022年3月20日。

睡眠改善很多。舌质淡红，舌尖红。

【治疗思路】患者血糖高，去掉处方中的红枣，加仙鹤草 30g。

【处方】柴龙牡去大枣加仙鹤草 30g、红曲 30g。

柴胡 24g	黄芩 9g	桂枝 9g	茯苓 9g
龙骨 30g	牡蛎 30g	大黄 2g	代赭石 30g
姜半夏 9g	人参 9g	生姜 3 片	仙鹤草 30g
红曲 30g			

中药 7 剂，日一剂，水煎服，早晚饭后温服。

【三诊】2022 年 4 月 10 日。

吃中药 14 剂后到医院化验 TSH 正常了。血糖吃西药控制，血压最近正常了。脉有力。

【治疗思路】TSH 正常后可以停用优甲乐，原方不变继续服用。

病案分析

这个甲状腺功能减退的病人头晕，心慌，血糖高，血压不稳定，吃着优甲乐，降压药吃吃停停；大便不干，失眠，醒了就不能入睡，口苦。我们先辨病，病人口苦，脉有力，诊断为少阳病，然后伴有失眠症状，用柴胡加龙骨牡蛎汤，睡眠改善很多。后来因为他血糖高，把大枣去了，加了仙鹤草，当时加红曲是想降血脂的，后来我发现红曲并没有把血脂降下来，我就采用脂必妥降血脂。患者吃了十四付以后到医院化验，TSH 正常了。

这个化验的问题，有些病人用对证以后都是非常神奇的。千万不要认为他 TSH 不能降下来，就要终生吃优甲乐了。

六、失眠医案

冀某，女，16 岁。

【初诊】2023 年 11 月 18 日。

【主诉】失眠半年。

【刻下症】入睡困难，翻来覆去，心烦胆小，肚子胀，嘴唇干，手脚凉，出汗多，怕冷，头疼，颈椎不舒服，口苦，大便不干，能吃凉的，脉有力。

【诊断】失眠。

【处方】柴龙牡合栀子厚朴汤。

柴胡 24g	桂枝 9g	茯苓 9g	龙骨 30g
牡蛎 30g	代赭石 30g	大黄 1g	姜半夏 9g
黄芩 9g	大枣 30g	栀子 9g	厚朴 12g
炒枳实 9g	党参 6g	生姜 9g	炙甘草 6g

中药 5 剂，日一剂，水煎服，早晚饭后温服。

【二诊】2023 年 11 月 24 日。

睡眠好转，入睡快，口苦消失，腹胀减轻。一诊方不变，继服 5 剂，服法如前。

病案分析

患者以失眠为主诉，脉有力，为三阳病；口苦，为少阳病，同时有心烦胆小，为柴胡加龙骨牡蛎汤证，伤寒论 107 条“伤寒八九日，下之，胸满烦惊，小便不利，谵语，一身尽重不可转侧者，柴胡加龙骨牡蛎汤主之。”心烦加胆小等于柴胡加龙骨牡蛎汤证，这是我总结的柴龙牡的特异性指征，见到这样的患者用上就有效；入睡困难，在床上翻来覆去睡不着属于“反复颠倒不得眠”的栀子豉汤证，同时肚子胀是栀子厚朴汤证，伤寒论 79 条“伤寒下后，心烦腹满，卧起不安者，栀子厚朴汤主之。”一诊开方 5 剂。二诊睡眠改善，口苦消失，腹胀减轻，疗效明显，效不更方，续服 5 剂。

七、失眠医案

朱某，女，38 岁。

【初诊】2024 年 3 月 18 日。

【主诉】失眠。睡觉不踏实，4 ～ 5 点醒，睡不好第二天头痛，乏力，气短，怕热，出汗多，口干，想吃凉东西，手脚不凉，心烦，胆不小，纳可，

二便正常。查体：舌质淡，有裂纹，芤脉。

【诊断】失眠。

【处方】酸枣仁汤合三仙汤加减。

炒酸枣仁 10g	川芎 9g	知母 9g	茯苓 9g
甘草 6g	仙茅 9g	淫羊藿 15g	仙鹤草 30g
桑叶 30g	山萸肉 30g	生龙骨 30g	生牡蛎 30g

中药 5 剂，日一剂，水煎服，早晚饭后温服。

【二诊】2024 年 3 月 23 日。

吃药后，不出汗了，睡眠好转，入睡快，睡的沉了，乏力好转。上方继续服用 10 剂，日一剂，水煎服，早晚饭后温服。

病案分析

患者脉象为芤脉，首先定为虚劳病，虚劳病里面治疗失眠的处方是酸枣仁汤，“虚劳虚烦，不得眠，酸枣仁汤主之。”舌苔有裂纹为阴虚，睡不好第二天会头痛，这是典型的酸枣仁汤；乏力气短为三仙汤证，仙鹤草、仙茅、仙灵脾对于虚证的乏力效果很好；出汗多加上止汗四药桑叶、龙骨、牡蛎、山萸肉各 30g，龙骨、牡蛎、山萸肉是借鉴张锡纯老先生的止汗经验，一诊开方 5 剂；二诊睡眠乏力好转，不出汗了。

八、失眠医案

马某，男，51 岁。

【初诊】2024 年 6 月 1 日。

【主诉】失眠。入睡困难，中间容易醒，怕热，出汗多，口干、口苦、口渴，平时喝酒多，可以吃凉的，手脚不凉，乏力，纳可，二便正常。舌质红，苔黄腻，脉有力。

【诊断】失眠。

【处方】柴胡加龙骨牡蛎汤合酒毒大合方。

茵陈 40g	栀子 30g	淡豆豉 20g	麸炒枳实 9g
生石膏 40g	知母 16g	山药 30g	粉葛 40g
黄连片 3g	薏苡仁 30g	柴胡 24g	黄芩 9g
玄参 / 元参 30g	姜半夏 9g	桂枝 6g	茯苓 6g 煅
赭石 30g	珍珠母 30g	生牡蛎 30g	大黄 1g

中药 14 剂，日 1 剂，水煎服，早晚饭后温服。

【二诊】2024 年 6 月 23 日。

睡眠好转，出汗多变化不大，乏力减轻，上方加滑石 18g。

茵陈 40g	栀子 30g	淡豆豉 20g	麸炒枳实 9g
生石膏 40g	知母 16g	山药 30g	粉葛 40g
黄连片 3g	薏苡仁 30g	柴胡 24g	黄芩 9g
姜半夏 9g	桂枝 6g	茯苓 6g	煅赭石 30g
珍珠母 30g	牡蛎 30g	大黄 1g	滑石 18g
玄参 / 元参 30g			

中药 14 剂，日 1 剂，水煎服，早晚饭后温服。

【三诊】2024 年 7 月 6 日。

出汗多减少，口苦、口干、口渴减轻，睡眠好多了，嘱咐患者忌酒。二诊方加竹茹 10g。

茵陈 40g	栀子 30g	淡豆豉 20g	麸炒枳实 9g
生石膏 40g	知母 16g	山药 30g	粉葛 40g
黄连片 3g	薏苡仁 30g	柴胡 24g	黄芩 9g
姜半夏 9g	桂枝 6g	茯苓 6g	煅赭石 30g
珍珠母 30g	牡蛎 30g	大黄 1g	滑石 18g
竹茹 10g	玄参 / 元参 30g		

中药 14 剂，日 1 剂，水煎服，早晚饭后温服。

【四诊】2024 年 7 月 20 日。

诸症减轻，让患者每周吃 3 付药。

茵陈 40g	栀子 30g	淡豆豉 20g	麸炒枳实 9g
生石膏 40g	知母 16g	山药 30g	粉葛 40g
黄连片 3g	薏苡仁 30g	柴胡 24g	黄芩 9g
姜半夏 9g	桂枝 6g	茯苓 6g	煅赭石 30g
珍珠母 30g	牡蛎 30g	大黄 1g	滑石 18g
竹茹 10g	玄参 / 元参 30g		

中药 9 剂，日 1 剂，水煎服，早晚饭后温服。

病案分析

1. 失眠，怕热，口苦，舌红苔腻，脉有力，诊断为三阳病（三阳病还是少阳病），柴胡加龙骨牡蛎汤。

2. 怕热，出汗多，口渴口干，平时喝酒多，脉有力，诊断为阳明病，酒毒大合方。

小贴士

消除自杀的念头

在临床上，精神分裂症和抑郁症等患者自杀率非常高。特别是抑郁症患者，很多都想自杀，有过自杀的念头，或者自杀未遂，有的还多次自杀。割腕自杀的、跳楼的、喝药的，我都见过。

抑郁症包括了下面几种情况：

第一种情况，重症抑郁。西医又称单向抑郁，患者每天都感觉到悲伤、失落、气愤、沮丧、自责、自卑等负面情绪。

第二种情况，双向抑郁。又叫躁狂抑郁综合征。这样的患者抑郁期间会出现重症躁狂症状，临床上也叫双相情感障碍，简称双向。

第三种情况，精神病性抑郁。患者有臆想症，焦虑、幻觉、错觉等。

第四种情况，反应性抑郁。患者因为某个事件刺激，比如说破产了、失恋了等等，出现了悲伤、头疼、情绪低落、失眠，甚至想自杀等症状。

第五种情况，更年期抑郁。更年期的女性，有一定比例会出现对日常生活没有兴趣、悲观、情绪低落、没有胃口、入睡困难，甚至想自杀等症状。

第六种情况，继发性抑郁。并发于某种疾病之后的抑郁症，比如说像中风、偏瘫、帕金森病、精神分裂症等患者，有一些就会继发抑郁症。

第七种情况，产后抑郁症。这个临床上挺常见，但产后抑郁症患者自杀的比例不太高。我也治疗过很多的产后抑郁症患者，大部分是生孩子之后六周内出现的抑郁症状，可以持续三个月到两年的时间。

第八种情况，季节性抑郁。这种患者，每年到了某个季节，就会容易出现生气、焦虑、提不起兴趣等症状。

抑郁症患者很多，大城市更多见，精神压力大，生活节奏快，各种不良的刺激事件出现等等。总的来说，抑郁症主要表现为悲伤、失望、感觉生活没有乐趣、对什么事情都提不起劲儿来等，很多患者都会有自杀的念头。有患者自杀过，有患者多次自杀，给家庭和社会带来了沉重的负担。

抑郁症患者为什么要自杀呢？他们自杀的目的是什么呢？患者的自杀行为与经方如何对上号呢？我们下面重点讲这个问题。

“病脉证治”程序里面，这个“病”排在第一位。所以患者想自杀，到底是什么病，我们到经方里面对应一下。

第一种情况，患者的自杀行为对应着《金匮要略》第八篇里的奔豚病。

我们来看一下原文：**奔豚病，从少腹起，上冲咽喉，发作欲死，复还止，皆从惊恐得之。**

所以说，凡是由于恐惧、害怕、担心、被害妄想症、有自杀想法的、有自杀行为的，用奔豚病里的处方来治疗。这是金匮病。

第二种情况，我们来看伤寒病，伤寒病中患者想自杀要考虑少阴病，特别要考虑到少阴病这一篇里面的处方。

我们来看一下原文：**少阴之为病，脉微细，但欲寐也。**

今天重点讲什么叫“但欲寐”，我们对“但欲寐”进行一个全新的解析。“但欲寐”就是只想睡觉。现在我们把“患者自杀成功了”看成什么呢？看成是与世长眠，那么我们很快就理解了患者为什么要自杀了。患者自杀的目的是为了睡觉，是为了永远长久的睡眠，自杀就是“但欲永久眠”。

有句话说的好啊，“生前无需贪睡，死后自会长眠”。现在患者自杀的目的我们知道了，就是“但欲长寐，但欲永久寐”。因此抑郁症想自杀的患者的表现是“但欲寐”。

我们以前讲“但欲寐”就是患者想睡觉，现在我们知道了，患者自杀的目的也是为了睡觉，是为了永久的睡眠。把这个问题搞清楚了，治疗就变得简单了。我们见到了想自杀的患者，不论精神分裂症也好，抑郁症也好，或者其他的一些情况也好，想自杀的患者，我们就要在奔豚病和少阴病里面寻找处方。

九、抑郁症医案

某女，17 岁，抑郁症。感觉生活没有意思，觉得人生实在是太无聊了，总想自杀，割腕自杀过很多次。

这个患者家里人吓得寸步不离，给家庭带来了沉重负担，需要专门安排一个人天天看着她。

患者感觉人生没有乐趣，想自杀，这是“但欲寐”。

经过询问，她的自杀与恐惧害怕无关。我会专门询问患者，你为什么要自杀呀？是因为害怕吗？这个患者说她自己没有恐惧的心思，与她的心烦也无关，她就是情绪低落，另外她夜里睡眠，非常的差。

【处方】麻黄附子细辛汤。

麻黄 3g　　黑附子 3g　　细辛 3g

病案分析

这个药量非常小，患者家属看了觉得量太小了，就自作主张一次就煮了五付药，相当于患者吃了麻黄 15g，黑附子 15g，细辛 15g。我嘱托患者家属熬药的时候，不能盖锅盖，早上、中午饭后吃，晚上不能吃药，一定要在下午两点之前把药吃了。

患者吃了五天以后，她自己来复诊了，说心情好多了，不想自杀了。

大家看，经方见效是很快的。孩子不想自杀了，家长也放心了，这个患者一共治疗了大概五个月，治愈了。用药时间这么长，主要是因为患者吃着西药，要给她减西药，患者吃西药给我们的治疗带来了很大的麻烦。

抑郁症单用中药，效果是非常快的，也是非常好的。但因为很多患者都吃着西药，吃的西药品种越多，剂量越大，治疗时间就越长，关键就是减西药需要一定的时间。有的患者，减西药减了一年多才减完。

十、双相情感障碍医案

一个23岁的女性，双相情感障碍，失眠，心烦，胆小，烦躁，自杀好几次都没有成功，她目前正在吃着五样西药。

【处方】柴胡加龙骨牡蛎汤合抵当汤。

这个抵当汤是根据腹诊开出来的处方。

柴胡 24g	生龙骨 30g	桂枝 9g	大黄 3g
黄芩 9g	代赭石 30g	生姜 9g	党参 9g
茯苓 9g	生牡蛎 30g	大枣 9个	姜半夏 9g
土元 9g	炙水蛭 5g	芒硝 6g	

用了半个月药以后，患者失眠、心烦等症状减轻，但是患者仍然有自杀的念头（注意：一定要问患者想不想自杀，我目前还没有碰到过患者骗医生的，都会老老实实地告诉医生自己想自杀）。当时这个患者回答了以后，我看她舌苔厚腻，上面的处方没有变，加上礞石滚痰丸。吃了一两个星期，患者的其他症状继续减轻，但仍然想自杀，我又给她加了清心滚痰丸，我认为是痰迷心窍导致患者想自杀，这是当时的判断。半个月以后，患者反馈其他症状几乎消失了，包括心烦，抑郁，失眠，焦虑，这些问题都解决了，但是自杀的念头没有消失，经过反复的询问，她的自杀与心烦是没有关系的，与恐惧、胆小也没有关系。她想自杀是因为活着无聊，对一切事情都不感兴趣，我恍然大悟。这是什么呢？这是精神不振，精神萎靡，精神差，差到了极点，这是“但欲寐”。

【处方】柴龙牡合抵当汤合麻黄附子细辛汤，同时配合中成药礞石滚痰丸、清心滚痰丸。

柴胡 24g	生龙骨 30g	桂枝 9g	大黄 3g
黄芩 9g	代赭石 30g	生姜 9g	党参 9g
茯苓 9g	生牡蛎 30g	大枣 9 个	制南星 9g
土元 9g	炙水蛭 5g	芒硝 6g	麻黄 9g
细辛 3g	黑附子 9g（先煎 1 小时）		

中药 7 剂。日一剂，水煎服，早上、中午饭后温服，晚上不吃。

上面这个处方患者吃了七付以后，我再问她，已经不想自杀了。用对药、用对处方以后，问题立刻就解决了。这个患者后来又继续用了七八个月，成功治愈，西药全部停了，后来没有复发。所以抑郁症是可以治好的，双相情感障碍、焦虑症也是可以治好的。

病案分析

凡是情绪低落的都是麻黄附子细辛汤证，麻黄附子甘草汤证，在这两个汤里面选。刚才有学员也问了，是不是患者只要想自杀，就用麻黄附子细辛汤、麻黄附子甘草汤？不是这样的，我也没有这样教大家。我只是说情绪低落的，对世界没有兴趣的，一定是麻黄附子细辛汤、麻黄附子甘草汤，但并不是说患者想自杀都用这两个汤。今天我只是给大家讲临床上最常见的类型，下面简单给大家讲一下，患者想自杀的其他类型。

1. 因为胆小，恐惧，害怕，被害妄想症，想自杀的，用奔豚汤、桂枝加桂汤、苓桂枣甘汤。

2. 因为心烦、失眠，想自杀的，用黄连阿胶汤、猪苓汤、大承气汤。

3. 又吐又腹泻，烦躁，想自杀的，用吴茱萸汤。

4. 烦躁，舌苔水滑，想自杀的，用茯苓四逆汤。

大家把少阴病的处方好好看一遍。一句话，患者想自杀，首先要考虑奔豚病，要考虑少阴篇的处方。成功地消除患者自杀的念头，是治疗精神类疾病、抑郁症的关键环节，这个问题解决了，就等于成功了一半。

十一、更年期抑郁证医案

某女，48岁，更年期综合征，更年期抑郁症。成天唉声叹气，想自杀，家里人害怕又不理解，一直做她的思想工作，还找了心理医生，但是都不行，解决不了她自杀的念头，后来没办法，让她吃西药。其实好多西药，特别一些精神类的西药也会导致患者想自杀。

这个患者来到我这里的时候，我问她，你为什么要自杀呀？生活这么好，家里条件哪儿都好，子女也非常孝顺，工作也都非常好，属于一个高收入家庭，你为什么要自杀呀？她就说活着没意思。后来我就问她，我说你出汗多不多？她说出汗超级多，经常一身一身地出汗。这个患者处于更年期，用更年期大合方来解决她的更年期综合征的问题，用麻附辛来解决她的情绪低落、活着没意、思想自杀的问题，另外加了桑叶30g，又加了生石膏20g。

更年期大合方：

仙茅 9g	仙灵脾 9g	巴戟天 9g	当归 9g
黄柏 6g	知母 6g	柴胡 24g	黄芩 9g
党参 6g	生龙骨 30g	生牡蛎 30g	滑石 6g（布包）
桂枝 6g	茯苓 6g	制南星 9g	大黄 2g
川芎 6g	大枣三个	淮小麦 50g	炒酸枣仁 20g
白薇 3g	甘草 6g	百合 30g	生地 15g
麻黄 6g	代赭石 30g	细辛 3g	桑叶 30g
生石膏 20g	黑附子 6g（先煎1小时）		

中药7剂。日一剂，水煎服，早中饭后温服。

七天以后患者反馈说好多了，出汗几乎消失了，心情也非常好了，这个患者的治疗非常顺利，用了大概20多天，症状全部消失，不想自杀了，更年期抑郁症治好了。

病案分析

这个患者为更年期综合征，因此用了更年期大合方；患者想自杀，活着没有乐趣，情绪低落，用麻黄附子细辛汤来解决这个问题；患者出汗多，加了桑叶；因为患者出汗多，我们用麻黄的时候，又专门加了生石膏（麻石合剂）来解决。

现在总结一下，患者因为情绪低落，觉得人生没有乐趣，对什么都不感兴趣，想自杀的用麻黄附子细辛汤或麻黄附子甘草汤，如果患者出汗多，必须加生石膏。

麻黄附子细辛汤除了可以消除患者想自杀的念头之外，对于那些不愿意出门的，不与人交流的，沉默寡言的，天天待在家里的，疗效也是非常好的。以前我讲课的时候专门讲过这个问题，患者不和外界打交道，这叫闭证，闭证就需要用麻黄。

十二、焦虑抑郁症医案

某男，20多岁，焦虑抑郁症。症状是心烦，胆小，失眠，不出门，不和人说话，只和他的爸爸妈妈说话，而且说的也很少。这可是个大麻烦。他怎么和社会交流？怎么结婚生子？家长都愁坏了，幸运的是，这个患者没有吃西药，当然中间吃了一段时间的中药，效果也不太理想，然后来找我治疗。

心烦胆小等于柴胡加龙骨牡蛎汤证。不和人交流不出门，这是一个闭证，用麻附辛，20天以后，症状就几乎全部消失了，又吃了一个月，愿意出门了，当然他出门以后，还是不和陌生人说话，只和他认识的人说话，那也不错了，家长已经非常开心了。这个患者回归社会已经非常有希望了。

今天讲了治病经验，大家碰到这样的患者赶紧临床验证，只要是那些活着没乐趣，无聊，对什么都不感兴趣的，就要用麻黄附子细辛汤、麻黄附子甘草汤来打消这些患者自杀的念头。

这节课，也再次说明了，解决疾病，还是要靠经方，靠病脉证治，靠对条文、对名词加深认识。我们把“但欲寐”这三个字搞懂了，临床的一个大问题就解决了。

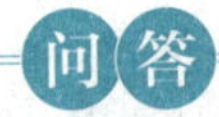

问答

1. 问：老师之前讲过脉无力，手足凉，想自杀，可以用吴茱萸汤。

张庆军老师回答：是的，我们今天讲的这个内容，患者想自杀，在金匮病里面属于奔豚病；在伤寒病里面，要在少阴病篇找处方。吴茱萸汤就出现在少阴病篇。

想通这个问题用了我很长的时间，患者为什么想自杀呢？到底是经方里的什么病呢？最后搞清楚了——“但欲寐”。所以我们对文言文的认识，如何把经方和现实生活中患者的症状对上号非常的重要。我们对“但欲寐”这三个字有了新的解释以后，直接就解决了临床的一个大难题。吃药以后，这些患者都不想自杀了，太好了，家属的负担大大减轻。

2. 问：老师，这类少阴病的想自杀的患者在抑郁症里的比例有多少？我以为柴胡加龙骨牡蛎汤可以治很多治抑郁症。

张庆军老师回答：我们治疗抑郁症、焦虑症，首选处方就是柴胡加龙骨牡蛎汤，但是今天我给大家讲的课的内容是什么呢？是要消除患者想自杀的想法和自杀的行为，这是非常重要的一个环节。消除了患者想自杀的想法，就解决了大问题。

3. 问：八种情况的抑郁症都是按伤寒病病脉证治和金匮病病脉证治就可以吗？

张庆军老师回答：今天讲课的内容不是教你怎么治抑郁症的，是怎么解决抑郁症精神类患者的自杀心理的，讲这个技巧。

4. 问：老师，自杀等于“但欲寐”，是否也可以等于“嗜卧”？如果是的话，小柴胡汤是不是也有应用的机会？

张庆军老师回答：这个设想非常好，需要等以后验证，我目前验证成功的是少阴病的处方，还有奔豚病的处方，目前验证的成功率非常高，所以才讲了这节课。

5. 问：老师，解决了睡眠后，是不是抑郁症就开始缓解了？

张庆军老师回答：解决了睡眠，能让患者好好睡觉了，抑郁症就会好了。可以这样说，我们治疗精神类疾病，只要能把患者的睡眠问题解决了，患者就好了。我在失眠抑郁焦虑专科专病班里面也是讲这个问题，不管是焦虑症、抑郁症，还是精神病，只要能把患者睡眠问题解决了，患者就好了。

6. 问：张老师，青春期小朋友抑郁症，喜欢疼痛的感觉，喜欢割自己手臂大腿，浅表的伤害，没有“但欲寐”的情况，而且熬夜不睡觉的，可能还有哪些考虑的方向呢?

张庆军老师回答：除了考虑我们刚才讲的奔豚病、少阴病这些情况之外，像这些情况要考虑瘀血，伤寒论 106 条的桃核承气汤，“血自下，下者愈”。这是因为体内有瘀血，所以喜欢让自己流点血，是自己给自己放血，一般考虑桃核承气汤。

7. 问：老师，减西药的过程会用到哪些处方?

张庆军老师回答：不是用哪些处方。是在有效的方案基础上，患者症状减轻了，一点点减。先减其中一个药，药不能一下子减掉。给大家讲一下减西药的技巧，比如说患者吃了五样药，先减一样药。这一样药也不能一下子减完，要慢慢减，把它减了一半以后再减另一样，就这样交替着减。需要好几个月，甚至一年多，千万不能一下子减完，把西药一下子停了，患者会发疯的，会难受死的。

8. 问：情绪低落，晚上睡眠差，就可以开麻黄附子细辛汤吗? 不需要套用八纲辨证吗?

张庆军老师回答：“情绪低落”这四个字非常的关键，这涉及到阴阳的辨证。患者只要情绪低落了，就是个阴证了，我给大家讲一下，这涉及到阴阳辨证的问题。

9. 问：张老师好。我今天下午正好遇见这样一个患者，西医诊断是精神分裂症。我真的第一次遇见患者说自己总是来回于阴阳两界，被迫害妄想症，发病了不认人，亲生父母也不认，要打人，感觉活在梦里。我的考虑是百合病处方，甘麦大枣汤，四逆散，防己地黄汤一类，请老师帮忙指点一下。

张庆军老师回答：患者发病了不认人，要打人，生活在梦里。生活在梦里是百合病。这个患者我觉得需要用到抵当汤。他有被迫害妄想症，总觉得别人要害他，这个情况，是恐惧，需要用奔豚汤。

10. 问：为什么下午两点前要喝完药呢?

张庆军老师回答：这个必须得在两点前，因为麻黄是兴奋神经的。大家都知道精神病、抑郁症和焦虑症等，都是睡眠不太好的。如果晚上喝药，就更睡不着觉了。那怎么办呢? 让患者白天喝。在临床上，有的患者中午喝都不行，中午喝了晚上都睡不着觉。如果中午喝，必须在两点之前把药喝了，白天让患者神经兴奋，晚上患者的神经就可以休息了，是这样一个目的。

11. 问：柴胡加龙骨牡蛎汤是不是用于过度敏感，容易惊恐的，麻黄附子细辛汤用于情绪低落、啥事情都高兴不起来的淡漠型？

张庆军老师回答：柴胡加龙骨牡蛎汤以前专门讲过，心烦加胆小，见到这样的患者，就一定是柴胡加龙骨牡蛎汤类型。患者情绪低落，生活没有乐趣，做什么都不高兴，不开心，这就是麻黄附子细辛汤，要让患者的神经兴奋起来，对生活感觉到乐趣。

12. 问：少阴病想自杀直接就用麻黄附子细辛汤吗？

张庆军老师回答：还有很多方案，我刚才讲了，让大家在少阴篇里面找处方，少阴篇里面可不是只有一个麻附辛。关于抑郁症的治疗问题，在以前的网络课中专门讲过很多，另外专门办过失眠焦虑抑郁症专科专病班，讲了怎么治疗失眠的问题。今天我们主要讲解决患者想自杀的心理问题，重点解决这个问题。

13. 问：老师，怎么判断患者自杀倾向的消失啊？有的患者为了自杀，甚至会跟家人和医生说自己好了，不想自杀了，等没人了再自杀…以前我就见过这么一例。

张庆军老师回答：有的患者说自己不用治，那是骗你的，赶紧让患者吃药。只要自杀过，我们加个麻附辛就好了。只有通过用药以后才能彻底解决患者想自杀的念头。

14. 问：老师，奔豚汤中甘李根白皮用什么代替？

张庆军老师回答：用桑白皮 30g 来代替奔豚汤里面的甘李根白皮。

15. 问：老师，我身边有一个女孩 17 岁，有自杀的倾向。

张庆军老师回答：这个自杀我们一定要问清楚，是因为害怕而自杀呢，还是因为烦躁而自杀？还是因为情绪低落，觉得生活没有意思，想自杀？我给大家讲了，最起码有这三种情况，要鉴别来使用处方。

16. 问：属于抑郁和狂躁双相情感障碍，这种是不是大概率属于桃核承气汤？

张庆军老师回答：抑郁狂躁双相情感障碍的患者，首选柴胡加龙骨牡蛎汤，因为它是一个矛盾现象。这样的患者一般都会有瘀血，也会有痰的。有瘀血的，用桃核承气汤或者抵当汤，或者我们根据腹诊做出处方，比如大黄牡丹汤。另外还是要考虑有痰的，比如说礞石滚痰丸，清心滚痰丸，都需要大家专门学习失眠抑郁焦虑班的课程。今天我们讲的是如何解决患者想自杀的念头。

17. 问：老师，自杀的患者中，如果确定用奔豚病的处方，有三个方子，如何鉴别？

张庆军老师回答：奔豚病第一个处方，奔豚汤，往来寒热；第二个处方，桂枝加桂汤，怕风，出汗多；第三个处方，苓桂枣甘汤，舌苔水滑。

就这样鉴别。

18. 问：老师，礞石滚痰丸按说明书剂量还是需要加量？

张庆军老师回答：我都是让患者按说明书吃的，患者自己加大剂量是可以的。礞石滚痰丸，我目前为止没有见到过副作用，清心滚痰丸也没有见到过副作用，大家放心大胆用，效果非常好。

19. 问：老师，汗多加石膏怎么理解？

张庆军老师回答：如果我们想用麻黄附子细辛汤治疗这个患者，麻黄用于汗多的时候，就必须得加生石膏。

20. 问：老师，麻附辛和麻附甘怎么鉴别？

张庆军老师回答：我至今也没有把它们鉴别出来，说老实话，这两个汤的鉴别非常难，所以现在干脆不鉴别了，你直接把它们合起来用就行了，麻黄附子细辛汤加一个甘草。

21. 问：更年期大合方更新版是怎么考虑的？

张庆军老师回答：大家一看就知道了，里面有二仙汤，剩下有柴胡加龙骨牡蛎汤、桂枝加龙骨牡蛎汤、甘麦大枣汤、百合地黄汤、酸枣仁汤，就是把这些方子合起来。

22. 问：舌苔黄腻，不用礞石滚痰丸，用温胆汤可以吗？

张庆军老师回答：可以，但是你要记住，到精神病的这个阶段，一般的温胆汤是很难治好的。

23. 问：有的患者服用麻黄以后略有心慌，但不想用荆芥、防风之类替代的话，可以加什么制衡一下呢？

张庆军老师回答：可以加蝉蜕。实践证明，麻黄加上蝉蜕就可以非常有效地解决麻黄导致的心慌问题。

24. 问：大黄后下吗？

张庆军老师回答：我从来不后下的，都是一起煮的。

25. 问：张老师，有的患者本来是惊恐发作，焦虑，结果吃了西药之后变成犯困，淡漠，情绪低落，觉得生活没意思，这种情况怎么考虑？

张庆军老师回答：这种情况照样是用麻附辛。西药导致的，也是麻附辛。

26. 问：老师，患者平时自闭，胆小，怕见生人，但就诊时又喋喋不休，该怎么考虑用药？

张庆军老师回答：自闭，是一个麻黄剂证，但是患者见到人的时候，又喋喋不休，这是独语不休，是防己地黄汤证，应该合起来。临床上遇到的患者总是很复杂的。

十三、抑郁症医案

陈某，女。

【初诊】2024年3月2日。

【主诉】焦虑抑郁。

【刻下症】心烦胆小，对生活没有兴趣，有想自杀的念头，怕冷怕热不明显，无口苦口干，纳可，眠差，舌质淡，舌尖红，舌苔腻，脉有力。

【处方】柴胡加龙骨牡蛎汤合三仁汤合麻黄附子细辛汤。

柴胡 24g	黄芩 9g	党参 6g	制南星 9g
炙甘草 6g	桂枝 9g	茯苓 9g	代赭石 30g
龙骨 30g	牡蛎 30g	杏仁 6g	豆蔻 3g
薏苡仁 30g	厚朴 6g	通草 3g	滑石 18g（布包）
淡竹叶 6g	麻黄 3g	细辛 3g	黑顺片 9g（先煮）
生姜 9g	大枣 30g		

中药7剂，日一剂，水煎服，早中饭后温服。

【二诊】2024年3月9日。

吃药后情绪好了，不想自杀了，偶尔有幻听，乏力明显。效不更方，一诊方继服6剂。

柴胡 24g	黄芩 9g	党参 6g	制南星 9g
炙甘草 6g	桂枝 9g	茯苓 9g	代赭石 30g
龙骨 30g	牡蛎 30g	杏仁 6g	豆蔻 3g

薏苡仁 30g	厚朴 6g	通草 3g	滑石 18g（布包）
淡竹叶 6g	麻黄 3g	细辛 3g	黑顺片 9g（先煮）

中药 6 剂，日一剂，水煎服，早中饭后温服。

病案分析

患者以焦虑、抑郁为主诉，心烦胆小，脉有力，直接定为柴胡加龙骨牡蛎汤，同时此方也是精神类疾病的常用方。《伤寒论》第 107 条："伤寒八九日，下之，胸满烦惊，小便不利，谵语，一身尽重不可转侧者，柴胡加龙骨牡蛎汤。"烦惊即心烦加胆小，见到心烦胆小就可用柴胡加龙骨牡蛎汤；舌质淡，舌尖红，舌苔腻，是典型的三仁汤证；对生活没有兴趣，想自杀，这是阴证的麻附辛证；最后处方柴胡加龙骨牡蛎汤合麻附辛合三仁汤。一诊开方 7 剂，二诊情绪好转，不想自杀了。解决了病人自杀的念头就是挽救了一个家庭，效果明显。原方续服 6 剂。

十四、产后抑郁症特效方医案

某女，26 岁。

【主诉】生孩子后得了抑郁症，动不动就发脾气，心里烦，恶心，不想吃饭，由于哺乳，又不敢吃西药，怕影响宝宝发育，脉有力。

金匮病病脉证治：

【病】产后病。

【脉】脉有力。

【证】心烦，恶心，不想吃饭。

【治】竹皮大丸。

竹茹 12g	生石膏 30g	桂枝 3g	甘草 12g
白薇 3g	大枣 3 个		

服用 3 剂之后症状消失。

《金匮要略·妇人产后病病脉证并治第二十一》：妇人乳中虚，烦乱呕逆，安中益气，竹皮大丸主之。

产后抑郁症特效方是竹皮大丸。

病案分析

患者，女，26岁，生孩子以后得了抑郁症。本来想生个男孩，结果一下子生了三胞胎男孩，你说她抑郁不抑郁？她生了孩子后不久，就开始发脾气，心里烦，恶心，不想吃饭，但又不敢吃西药，怕影响小宝宝的发育。

现在分析产后抑郁症与哪些因素有关系：与生孩子以后得不到充分的休息有关系，因为小孩子哭闹，她不能睡觉。另外，有的家属把家里搞得灯火通明也不行，夜里得把灯调得暗一些。

用竹皮大丸，3剂之后症状消失。竹皮大丸是产后抑郁症的特效方。见到产后抑郁症就用这个方，而且不影响乳汁的分泌。为了安全起见，吃药的期间不让孩子吃奶，因为三付就好了。三天以后再让孩子吃奶。

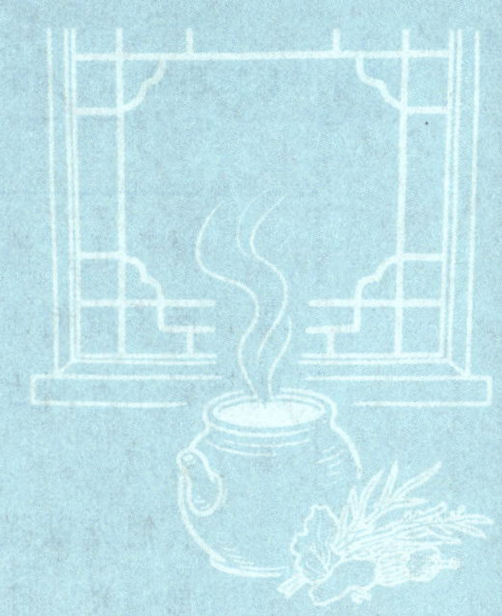

第五章

关节疼痛专题

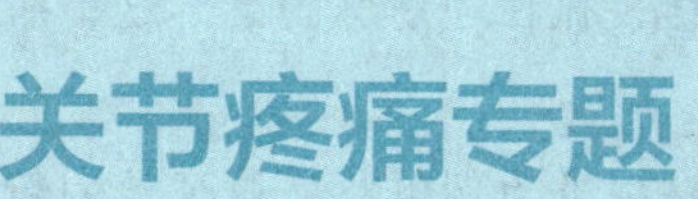

小贴士

痉病的诊断和治疗

什么叫痉病？记住一个核心特征：僵硬。就像强直性脊柱炎患者后背硬得像块铁板，夜里磨牙磨得咯吱响，嘴巴像被胶水黏住张不开，舌头打结说不出话，这些统统属于痉病范畴。甚至放疗后嘴巴张不开的患者，本质上也是这个“僵硬”在作怪。

怎么治？三张经方王牌：

第一张，栝蒌桂枝汤；

第二张，葛根汤；

第三张，大承气汤。

我曾收治过个老太太，俩手指头蜷着伸不直。问诊发现她爱出汗，我就把桂枝汤加天花粉和大承气汤配着用。七天后来复诊，手指头跟变魔术似的能张开了！这就是吃透了痉病治疗规律的好处——治起病来心里有谱。

再讲一个更常见的——中风后遗症里的硬瘫。患者典型的“跨篮手”“划圈腿”，过去用补气活血补肾的法子总不好使。后来我琢磨明白了：这不就是筋脉拘急的痉病吗？用上大承气汤，结果半个月内硬瘫症状明显见效。

还有中风后说话不利索的，别总想着化痰补肾。仔细问问患者，十有八九存在舌头僵硬的症状。这时候把思路转到痉病上，用对药方，一两周后病人说话就利索了。这种治疗思路的转变，就像拿着钥匙开对了锁眼儿，疗效自然水到渠成。

说到底，治痉病就像打牌，关键是把“僵硬”这张核心牌认准了。只要诊断不跑偏，三张经典方就是克敌制胜的王炸组合。从磨牙到偏瘫，从嘴巴张不开到舌头打结，抓住“筋脉拘急”这个病机，很多疑难杂症就找到了突破口。

我们先以强直性脊柱炎为例解析病脉证治的精妙之处。患者虽呈现的是背部僵硬、目赤、夜磨牙等症候，却因大便正常而按照伤寒体系来诊断。这时必须启用《金匮要略》的辨病法则——这正是典型的大承气汤证！不用担心大承气汤会引发腹泻，患者体内积蓄的燥热会自然消解药性，临床验证确实无泻下之虞。

再来看痉挛性斜颈的治疗困局。表面它看似为普通的葛根汤证，实则需与大承气汤合方才能奏效。为什么很多中医想不到是大承气汤证呢？是因为患者的大便正常。但我们的诊治关键在于抓住了“颈项强急”这个核心特征，这正是痉病的典型指征！

我们的痉病诊断突破堪称临床革命。从帕金森震颤到癫痫强直发作，从放疗后张口困难到咬肌痉挛，只要存在肌肉僵直特征，皆可归入痉病范畴。我在网络班的三节专题课中已有系统阐释：偏瘫软瘫用续命汤，口吃用葛根汤，强直性脊柱炎用大承气汤——看似风马牛不相及的病症，实则以痉病为共同的病理基础。

病脉证治先辨病，很多时候不是经方不效，而是诊病未明！我曾遇到癫痫患者辗转治疗无效，最终以《金匮》痉病三方取得疗效；还有强直性脊柱炎误作痹症治疗多年，给予大承气汤几个月后疗效显著。每破解一个病症归属，临床便多开一扇明窗。

《金匮》二十二篇暗藏乾坤，单是痉病三方便破解六大疑难：

1. 中风软瘫言语謇涩 → 续命汤
2. 脊柱强直活动受限 → 大承气汤
3. 放疗后咀嚼障碍 → 栝楼桂枝汤
4. 特发性口吃 → 葛根汤
5. 肌张力障碍癫痫 → 葛根汤合大承气汤

这正是病脉证治体系的精髓——先定其病，再选其方。若病机不明，纵使遍试经方亦如盲人摸象。望大家记住：欲治病必先识病，病名既立，效方自现！

一、强直性脊柱炎医案

何某，女，43 岁，郑州市人。

【初诊】2023 年 2 月 18 日。

【主诉】患者诊断为强直性脊柱炎多年，用过生物制剂治疗。目前症状是背部僵硬；下蹲起立活动受限；全身多关节疼痛；全身严重乏力；患者平时怕热，爱出汗；口不苦、不干；大便正常，睡眠正常，舌质淡红苔薄白；脉有力。

伤寒病病脉证治：

【病】阳明病。

【脉】脉有力。

【证】怕热、爱出汗。

【治】白虎汤。

金匮病病脉证治：

【病】痉病。

【脉】脉有力。

【证】背部僵硬。

【治】大承气汤。

【处方】白虎汤合大承气汤合三仙汤加葛根。

生石膏 30g	知母 18g	炙甘草 6g	山药片 30g
大黄 2g	姜厚朴 12g	麸炒枳实 12g	芒硝 8g
仙鹤草 30g	仙灵脾 15g	仙茅 9g	葛根 40g

中药 7 剂，日一剂，水煎服，早晚饭后温服。

【二诊】2023 年 2 月 26 日。

患者服药后，背部僵硬好转；下蹲起立活动受限改善；效不更方。

【本病案知识点】

1. 阳明病诊断标准：“问曰：阳明病外证云何？答曰：身热，汗自出，不恶寒，反恶热也。”

2. 痉病诊断标准：“痉为病，胸满口噤，卧不着席，脚挛急，必介齿，可与大承气汤。”

3. 全身乏力用三仙汤。后一直以前方加减，患者间断服药共计72剂；背部僵硬感消失，下蹲起立活动受限好转九成；全身多关节疼痛明显减轻；但是仍有双手晨僵，手关节疼痛，遇冷加重；舌质淡红，苔薄白；脉无力；改方柴胡桂枝干姜汤合当归芍药散合肾四味加葛根。

柴胡 24g	桂枝 9g	干姜 6g	天花粉 15g
黄芩 9g	牡蛎 6g	甘草 6g	当归 9g
白芍 9g	茯苓 9g	白术 6g	泽泻 15g
川芎 6g	枸杞子 30g	菟丝子 30g	仙灵脾 30g
补骨脂 30g	葛根 40g		

以此方加减共计66剂，患者晨僵症状消失；全身多关节疼痛消失；每周继续服三付药，巩固治疗。

病案分析

我们来看这个病案。这个病人大概吃了两三个月就好了。我们目前治疗强直性脊柱炎诀窍在哪里呢？大承气汤。如果你不会用大承气汤，很难治好强直性脊柱炎，为什么呢？你上来诊病就定错了。因为强直性脊柱炎属于痉病，除了我们六经病的辨证之外，我们还要把金匮病的辨证也结合到一起。这样的结合可以让我们迅速地治好这个病。之后我改为柴胡桂枝干姜汤合当归芍药散。病人症状就全部消失了。

治这样的病我们非常有把握，为什么有把握呢？就是因为把病搞清楚了。曾经有个强直性脊柱炎病人，在大医院天天烤电，大汗淋漓，疼得夜里都无法睡觉。来到我们这里以后，首先要停止错误治疗。本身就是痉病，是一个脱水的状态，再用热疗、艾灸，是绝对不允许的。凡是痉病的病人，包括强直性脊柱炎，是绝对不能艾灸的。因为会导致病人脱水，脱水以后病情会更严重，这样一个脱水的病人输液是输不进去的，只有用我们中医的方法。扬汤止沸不如釜底抽薪。用白虎汤、大承气汤把热去掉，病人的症状就明显缓解了。

小贴士

阳明病的诊断核心

我们诊断阳明病主要抓住两个关键点：脉有力、怕热。具体分型时要记住“三剑客”——栀子剂证、石膏剂证、大黄剂证。这三类怎么区分呢？先看舌尖红点加失眠颠倒的是栀子剂证；怕热多汗或脉大有力的为石膏证。

【学习经方的钥匙】

学经方第一步是认“病”，第二步是辨“脉”。脉诊就像开锁的钥匙：脉有力的属于三阳病范畴，脉无力的直接归入三阴病。记住这个规律——脉有力的病人，所有三阴病的处方都不用考虑！如果病人一手脉有力，一手脉无力，那就是虚实夹杂证了。

现在带大家分析这个病案。当进入“病－脉－证－治”的完整分析诊治链条时，思路会更清晰：

1. 背部僵硬：葛根剂的信号，结合僵硬表现，先定痉病方向。

2. 全身多关节痛＋严重乏力：这是三仙汤（仙鹤草、仙茅、仙灵脾）证。

3. 怕热多汗＋脉有力：阳明病，白虎汤。

4. 痉病与阳明病合并：白虎汤合大承气汤。

白虎汤合大承气汤合三仙汤加葛根

生石膏 30g	知母 18g	炙甘草 6g	山药片 30g
大黄 2g	姜厚朴 12g	芒硝 8g	麸炒枳实 12g
仙鹤草 30g	仙灵脾 15g	仙茅 9g	葛根 40g

【处方用量】

这是当时的处方，石膏用量确实偏保守了。我日常习惯用原方原量的大剂量，我在张仲景国医馆坐诊时，考虑到患者体质差异，就会适当调小剂量。所以这位患者见效稍慢些——不过药力积蓄到位后，背部僵硬还是明显缓解了，下蹲起身的动作幅度也比治疗前改善不少，原先蹲都蹲不下，现在已经能自如屈腿了。

【艾灸风波小插曲】

治疗中间出了段小插曲：这个病人的闺蜜开了个养生馆，她为了照顾闺蜜的生意，去体验艾灸床。躺了一两小时后，原本在我们调理下已经不疼的身体，竟被灸得大汗淋漓——她形容说汗出了整整四小时，疼得嗷嗷叫。后来她又来找我看病，当时我严厉批评了她这种擅自治疗的行为，处理方法其实很简单：让她吃西瓜清热、生梨补水，很快疼痛就消失了。

【痉病本质深度解析】

痉病的本质是什么？核心就是脱水！看那些对治方剂就明白了：栝楼桂枝汤里有天花粉润燥，葛根汤用葛根生津，大承气汤更是釜底抽薪——把内热一清，自然就不再耗伤津液。

我们体内的津液啊，其实分三种状态：

1. 水态（脱水问题）：像痉病就是典型的脱水状态。

2. 血态（瘀血/出血问题）：比如桃仁承气汤证的瘀血。

3. 黏液态（胃液、关节液/脑髓液等）：这时候必须用黏液态药物，比如小建中汤必须用饴糖，不能用生麦芽代替，因为生麦芽是固体——缺黏液就得补黏液。当然，痉病还不存在黏液丢失的状况。

遇到黏液问题，得用鸡子黄这样的黏液态药引，黄连阿胶汤里加鸡子黄就是这个道理。补水、补血、补黏液，得精准对应问题形态，不能混为一谈。

强直性脊柱炎这个病，说到底是脱水症，输液是输灌不进去的，还得靠咱们中医的老法子！要问怎么断根？分两步走：第一步先按住症状，甭管白虎汤还是大承气汤，哪个管用上哪个。

强直性脊柱炎病人蹲都蹲不下，用药先让他能正常的生活，让他能直起腰板过日子，最要紧的是止疼。等不疼了能活动了，这才算打开局面，接下来才是关键——补肾！止疼是治标，补肾才是治本，把肾气补足了，病根自然就拔了。

这病以年轻人多发，十几二十岁的小伙最多见。为什么？根源在肾虚！那肾虚又是哪来的？罪魁祸首是“夹阴伤寒”。这词儿搁以前跟判死刑似的，其实说白了，就是小年轻不知节制，行房后着凉落下的病根。

当年我用麻附辛配熟地，治疗效果相当好。后来我又琢磨，用阳和汤行不行呢？也一样灵，为啥？这里头有麻黄、熟地，就是在补肾的基础上加了祛风。不过啊，治这病有条铁律：必须减少性生活！

前些日子我接诊了一个17岁的强直性脊柱炎小伙，我让他戒欲。家长还犟嘴说“孩子小呢”，我心想现在初中生都谈恋爱了，17岁还小？照方施治，果然立竿见影。所以说啊，会不会治两重天，摸对门道了就可以治好。

最后说诊断，需搞清楚这病在伤寒体系里对应什么证型，金匮要略里又是什么病，把两个体系的方子一合，钥匙就配上了。

二、强直性脊柱炎医案

某男，17岁。

【初诊】2023年8月19日。

【主诉】患者诊断为强直性脊柱炎2年；背痛背部僵硬，弯腰困难；双膝关节痛，双腿痛，左腿更甚；患者平时怕冷怕风；容易出汗；心率快；口不苦、不干；大便正常；舌质淡，舌苔腻；脉有力

【处方】栝楼桂枝汤加葛根合大承气汤合瓜蒌薤白半夏汤加肾四味。

葛根 40g	桂枝 9g	白芍 9g	炙甘草 6g
天花粉 12g	大黄 2g	姜厚朴 9g	麸炒枳实 9g
芒硝 6g	全瓜蒌 30g	薤白 9g	清半夏 9g
枸杞子 30g	菟丝子 30g	仙灵脾 30g	补骨脂 15g
生姜 3片	大枣 3枚		

中药7剂，日1剂，水煎服，早晚饭后温服。

【知识点】

1. 柔痉用栝楼桂枝汤。“原文：太阳病，其证备，身体强，几几然，脉反沉迟，此为痉，栝楼桂枝汤主之。”

2. 胸痹病脉证治 “胸痹之为病，胸背痛”。

3. 常见痉病：（1）痉挛性斜颈；（2）斜视；（3）破伤风；（4）癫痫；（5）颞颌关节紊乱；（6）口吃；（7）放疗后张口困难；（8）咬肌痉挛；（9）脑梗后说话不利索，叫口噤。

【二诊】2023 年 8 月 26 日。

服药后背痛背部僵硬减轻，腿痛减轻，阴雨天会加重；舌质淡，舌苔腻；脉有力。

【处方】栝楼桂枝汤加葛根合大承气汤合瓜蒌薤白半夏汤加肾四味合防己黄芪汤。

葛根 40g	桂枝 9g	白芍 9g	炙甘草 6g
天花粉 6g	大黄 2g	姜厚朴 9g	麸炒枳实 9g
芒硝 6g	全瓜蒌 30g	薤白 9g	清半夏 9g
枸杞子 30g	菟丝子 30g	仙灵脾 30g	补骨脂 30g
生姜 3 片	大枣 3 枚	防己 9 g	黄芪 12g
白术 6g			

中药 7 剂，服法如前。

【知识点】

湿病诊断：风湿，脉浮，身重，汗出，恶风者，防己黄芪汤主之。

胸痛见于以下疾病：乳腺增生、心绞痛、反流性食管炎、消化道溃疡、肺癌、带状疱疹、肋间神经痛。

背痛见于强直性脊柱炎、十二指肠溃疡、胰腺疾病、肾结石、尿路结石。

【三诊】2023 年 9 月 2 日。

患者背痛、腿痛进一步减轻；右腿基本不痛了；走路较前好些了，能弯腰了；服药后每天腹泻 3 次，便后舒服；舌质淡，舌苔薄白；脉有力。

效不更方，14 剂，服法如前。

病案分析

病人 17 岁，强直性脊柱炎两年，背疼，背部僵硬，这是葛根剂。弯腰困难、活动受限，不管他是弯腰困难，还是蹲下困难、活动困难，都没有任何诊断价值。双膝关节痛，双腿疼，左腿更甚，病人平时怕冷、怕风，爱出汗，脉有力，这是太阳病。脉有力，是三阳病。怕冷是太阳病，又爱出汗，这是太阳病里面的桂枝剂，我们就是这样来定处方的。这个病人大便也正常，但是比上一个病人多了一个舌苔腻。舌苔腻，说明有痰湿。

对于这个病人，我们用了瓜蒌薤白半夏汤。为什么要用瓜蒌薤白半夏汤呢？因为瓜蒌薤白半夏汤是一个胸痹病的处方。为什么用胸痹病的处方呢？因为强直性脊柱炎就是胸痹病。如何确定为胸痹病呢？我们的标准非常简单：胸痛、背痛、胸背痛。单纯的胸痛是胸痹病，单纯的背痛也是胸痹病，一个病人既胸痛又背痛，还是胸痹病。我们诊断为胸痹病之后，再选一个瓜蒌薤白半夏汤，也就顺理成章。

所以诊断病，是我们治病最重要的第一个环节。大家想想，胸疼的病人有多少？有哪些？首先要知道胸的位置，胸的位置是胸骨柄平面之上；背的部位就多了，实际上一直延伸到腰部。但从前面来讲，就是胸骨柄的这个平面以上叫胸疼。先给大家讲一些最常见的，当然冠心病、心肌梗塞可以诊断为胸痹病，是大家公认的。除了心脏病之外，还包括哪些病呢？给大家说一个很常见的妇科病，乳腺增生。乳腺增生，乳房疼不疼？它是哪个部位的疼啊？胸疼，所以乳腺增生就是胸痹病。

胸疼的病人，像肺癌的胸疼，我也治疗了很多，用瓜蒌薤白半夏汤，三五天可止疼。有些病人的胸疼打杜冷丁，吃美施康定、奥施康定都不管用，有的病人往胸膜里面注射了化疗药物，吃靶向药，各种方法止不住疼，我们怎么止疼？用一味元胡来止疼。元胡能比过杜冷丁吗？用瓜蒌薤白半夏汤，吃了就好了。为什么呢？它是胸痹病，我们把病给它诊断清楚了，治疗就非常有把握。

用一个抗肿瘤的处方，加上瓜蒌薤白半夏汤对肺癌的胸疼也有效，但不是特效，就是加到合方里面也不是特效，单用这瓜蒌、薤白、半夏三味药就是特效。量要用的大一些，如果大便干，全瓜蒌可以用到 60 ~ 80g，大便不干的用 30g。

我治过一个年轻的肺癌患者，胸疼，在上海一家医院治疗三个月还是胸疼，上海那边说，估计是不行了，他自己估计也不行了，每天疼得嗷嗷叫，止疼药也不管用。来找我，给他开了三付药，回去吃了就不疼了，这就有活下去的信心和勇气了。这就是诊断病的重大价值。那么胸背疼痛的病人有多少？很多，不用管西医的病名，只要是这个症状就可以了，然后我们在胸痹病里面寻找处方。

其实三仙汤也是补肾的，肾四味也是补肾。清半夏、法半夏、制半夏，效果都不如生半夏。

当然如果是普通的疾病，小毛病，清半夏、法半夏就足以了，只是它慢一点而已，也是有效的。现在半夏还涉及到和附子十八反的问题，附子反天花粉、反半夏，都是反药，所以有时候临床上，比如说小青龙汤加附子很常见。那只有把半夏换成制南星。用制南星不用胆南星，大家轻易别用胆南星，胆南星的味道超级不好喝，是用胆汁炮制的。

痉病中有栝蒌桂枝汤证。太阳病，其证备，身体强，几几然，脉反沉迟，此为痉，栝蒌桂枝汤主之。当你打开这个痉病篇的时候，你会看到一直在强调一个“汗”，这个痉病与汗有直接关系，就是发汗过多了，发汗过多，因致痉是吧？都是脱水了，汗就是水，就是病人脱水了，身体局部的脱水，是局部的僵硬，比如一条胳膊，一条腿，一个手指，那么全瘫、偏瘫的病人，中风的舌根僵硬，也是舌根那个地方脱水了，而不是什么神经压迫。如果你天天想的是哪根神经压迫了，你就永远也治不好了。

胸痹病的病脉证治：“胸痹之为病，胸背痛。”我们要掌握两个本领，一个是把条文简化，一个是把条文复杂化，当然为了大家学习方便，我先把它简化。你看痉挛性斜颈斜视，为什么会斜视呢？是因为他某处僵硬了。破伤风就不说了，癫痫、颞颌关节紊乱、口吃、放疗后张口困难、咬肌痉挛、脑梗后说话不利索（口噤），大概有四五十个情况，都是痉病，而且都是很多治不好的病，一个大承气汤就可以把它们大部分治好。

二诊时这个病人背痛、背部僵硬减轻，腿疼也减轻了，但阴雨天会加重。阴雨天加重，是什么病？湿病，这是痉湿暍病篇里的湿病。只要阴雨天加重，无论任何症状都是湿病，都在那六个处方里。

第一个麻黄加术汤；第二个麻杏薏甘汤；第三个防己黄芪汤，有齿痕舌，又出汗多，肯定是防己黄芪汤证。在临床上，关节疼痛阴雨天加重的最多了，类风湿、风湿、头疼也会阴雨天加重，冠心病也会阴雨天加重。一个冠心病阴雨天加重，照样是用湿病的处方。因为抓住了最本质的症状，给他选择了防己黄芪汤。

我已经给大家讲了阳明病的诊断、痉病的诊断、胸痹病的诊断，以及湿病的诊断。金匮要略二十二篇中，还有很多种疾病等着我们去发掘。而且我们每把一个病发掘出来以后会发现，原来这么简单。有些病等我研究出来以后我自己都是吃惊，这怎么可能啊！但现实就是这样，这就是医圣写“病脉证治”的本来用意。

我们太小看经方了，这里面有太多太多的宝藏。比如一个偏瘫硬瘫的病人，他舌根僵硬，你怎么能想到用大承气汤呢？只有把它诊断为痉病之后，才会想到用大承气汤。我讲这些治病方法、治病理论，不是要炫人耳目的，是要解决临床难题的。

现在我们治疗一个强直性脊柱炎，要花两三个月、三四个月。能不能一个月治好？能不能半个月？加大剂量就能，把剂量翻上三倍，估计一个月就好了。

三、强直性脊柱炎医案

黄某，男，37岁。

【初诊】2024年4月20日。

【主诉】强直性脊柱炎。

【刻下症】右侧屁股疼痛，晚上疼痛严重，阴雨天加重，骶髂关节狭窄，怕冷，颈椎不舒服，出汗正常，口渴，纳可，眠可，大便干，舌质淡，舌苔腻。

【诊断】强直性脊柱炎。

【处方】阳和汤合肾四味合白术附子汤。

熟地 30g	肉桂 3g	麻黄 2g	鹿角胶 9g（烊化）
炒芥子 6g	炙甘草 6g	炮姜 2g	枸杞子 15g
盐菟丝子 15g	淫羊藿 15g	补骨脂 15g	白术 9g
大枣 30g	黑顺片 9g（先煮）		

中药7剂，日一剂，水煎服，早晚饭后温服。

【二诊】2024年4月27日。

疼痛基本消失，隐隐作痛。出汗的时候不舒服，上方加山萸肉30g，14剂，服法如前。

病案分析

1. 怕冷，晚上疼痛严重，阴雨天加重，舌质淡，辨证为寒湿，阳和汤合白术附子汤。

2. 腰为肾之府，肾主骨生髓，肾四味补肾。

四、强直性脊柱炎医案

朱某，男，17岁。

【初诊】2023年8月19日。

【主诉】强直性脊柱炎，HLA-B27阳性。

【刻下症】后背僵硬，不能弯腰，后背疼痛，左腿痛，四肢关节疼痛，出汗多，怕冷，怕风，可以吃凉东西，喉咙干，心跳快，纳可，二便正常。舌质淡，边齿痕，一手脉有力，一手脉无力，接触过潮湿的环境。

【诊断】强直性脊柱炎。

【处方】栝楼桂枝汤合大承气汤加葛根合瓜蒌薤白半夏汤合肾四味。

粉葛根40g	桂枝9g	白芍9g	炙甘草6g
大枣30g	天花粉12g	大黄2g	芒硝6g
炒枳实9g	厚朴9g	枸杞子30g	盐菟丝子30g
淫羊藿30g	补骨脂15g	瓜蒌25g	薤白15g
姜半夏9g	生姜9片		

中药7剂，日一剂，水煎服，早晚饭后温服。

【二诊】8月26日。

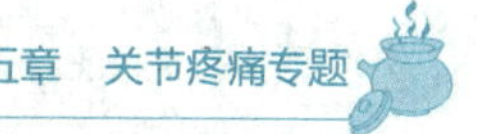

左腿疼痛及四肢关节疼痛均减轻，遇到阴雨天，左腿疼痛会发作，出汗多，关节疼能碰，二便正常。一诊方加防己 6g、白术 6g、黄芪 12g。7 剂，服法如前。

病案分析

1. 强直性脊柱炎，《金匮要略》辨病为痉病。怕冷，出汗多，选用栝楼桂枝汤加葛根，根据病脉证治经验，常规合用大承气汤。

2. 后背疼痛，属于胸痹病范畴，合用瓜蒌薤白半夏汤。

3. 遇到阴雨天疼痛加重，属于金匮要略湿病。共 6 个方剂。关节疼痛可以触碰，排除甘草附子汤证。病人有汗，排除麻杏苡甘汤证、麻黄加术汤证。大便正常，排除白术附子汤证。湿病，怕风怕冷汗出，为典型的防己黄芪汤证。

4. 强直性脊柱炎，为骨病，肾主骨，故合用肾四味。

患者以强直性脊柱炎为主诉，后背僵硬不能屈伸，有僵硬感，首先定为金匮病的痉病，痉病三个处方：栝楼桂枝汤、葛根汤、大承气汤。患者出汗多，排除葛根汤证，处方栝楼桂枝汤合大承气汤，后背问题加葛根；后背疼诊断胸痹病，“胸痹不得卧，心痛彻背者，瓜蒌薤白半夏汤主之。”选方瓜蒌薤白半夏汤；脊柱属骨的病变，肾主骨，加上李可老先生常用的补肾的肾四味，最后处方：栝楼桂枝汤合大承气汤加葛根合瓜蒌薤白半夏汤合肾四味。一诊处方 7 剂，二诊疼痛减轻，在阴雨天疼痛加重，为湿病。湿病六个处方：有齿痕舌脉无力气虚，选方防己黄芪汤，处方：栝楼桂枝汤合大承气汤合瓜蒌薤白半夏汤合防己黄芪汤加葛根合肾四味，7 剂。

五、炙甘草汤加减治愈强直性脊柱炎医案（弟子牛艳霞医案）

患者，李某，女，49 岁。

【主诉】胸闷气短。

【刻下症】喜叹息，母亲因先天性心脏病离世。双肘关节痛，双膝关节痛，尤其在下楼时疼痛加剧。

【病脉证治问诊单】

1. 怕风，汗多，上半身尤其是膈肌以上汗多，下半身不出汗。

2. 口不苦，口干，味觉减退。

3. 大便不干，食用油腻食物后易腹泻，食欲正常。

4. 手凉，脚不凉。

5. 食用寒凉食物后胃部不适。

6. 精力不足，上午易困倦。

7. 月经周期正常，但近两个月月经量减少。

【病】胸痹、溢饮病、三阴病。

【脉】脉无力。

【证】胸痹 + 溢饮病 + 三阴病。

胸闷气短（胸痹）、四肢关节疼痛（溢饮病）、不可纳凉（太阴病）、精力不济、老瞌睡（少阴病）、手凉（厥阴病）、怕风（表证）。

【治】炙甘草汤合小青龙汤合麻黄附子细辛汤（去白芍，因胸闷故去之），黄酒煎药。

【疗效】患者服用5剂后，诸症均有好转，无不适。效不更方，继续服药7剂。此后，患者坚持服药两个月，症状持续改善。为巩固疗效，为患者调整服药频率，一周服药5剂，休息2天；一个月后，调整为一周4剂，休息3天。

至2024年2月17日，患者反馈B27指标转阴，这一结果连风湿免疫科的主任都难以置信，患者自己也感到惊讶。然而，中医的神奇之处就在于它能让不可能成为现实，该患者最终得以治愈，结束了治疗。

六、膝关节积液医案

姚某，女；45岁，郑州市人。

【初诊】2023年5月20日。

【主诉】患者左膝关节疼痛伴肿大两个月；拍片提示膝关节积液；坐久加重，活动后减轻；腿脚容易凉；患者平时无明显怕冷怕热，出汗正常；口不苦；偶尔胃痛，能吃凉的；睡眠一般；大便成形；心烦，脾气急；舌质淡，苔薄白；脉有力；腹诊：左少腹压痛。

【处方】大青龙汤合桃核承气汤加薏苡仁、益母草、附子。

麻黄 3g	石膏 20g	杏仁 6g	炙甘草 6g
桂枝 9g	生姜 9g	大枣 3 枚	桃仁 9g
大黄 2g	芒硝 4g	薏苡仁 30g	附子 9g（先煮）
益母草 30g			

5 剂，日 1 剂，水煎服，早晚饭后温服。

【知识点】

1. 腹诊。

2. 痰饮病诊断，溢饮病诊断，痰饮咳嗽病脉证治第十二，饮水流行，归于四肢。当汗出而不出，身体疼重，谓之溢饮。包括膝关节积液、脂肪瘤、静脉曲张、痛风。

【二诊】2023 年 5 月 27 日。

患者服药后，膝关节疼痛明显减轻；膝关节肿胀减轻；舌质淡，苔薄白；脉有力；效不更方，前方 7 剂，服法如前。

2023 年 7 月 29 日患者因想减肥再次就诊；诉膝关节疼痛肿胀消失，膝关节积液消失未再复发。

病案分析

这是一个膝关节积液的病人。膝关节积液为常见病。病人左膝关节疼痛伴肿大两个月，这样一个关节的肿大，大家记住，如果存在膝关节肿大，但是你按不出来坑，这就叫痰饮病。痰饮病和水气病的根本鉴别点，就是痰饮病肿大按不出坑；水气病一按一个坑。坐久了加重，活动后减轻，腿脚容易凉，平时没有怕冷怕热，出汗正常，口不苦，偶尔胃疼，能吃凉的，睡眠一般；大便成形；心烦，脾气急；舌质淡，苔薄白；脉有力；脉有力，这是三阳病。选择大青龙汤；患者的腹诊为左少腹压痛，用桃核承气汤；薏苡仁，益母草，利水；附子解决腿脚冰凉。

膝关节积液最快的几天能消掉？反正我治疗的时间一般不会超过七天，膝关节积液就消失了。为什么会消失呢？因为我们把膝关节积液是什么病搞清楚了。那以前能不能做到？以前做不到。现在能不能做到？

现在能做到。因为知道它是一个痰饮病。痰饮病里的溢饮病。溢饮病，大青龙汤主之，小青龙汤也主之，烦躁的用大青龙汤。

今天又讲了什么叫痰饮病，什么叫溢饮病。什么叫溢饮病呢？就是四肢的肿胀，按不出来坑。病人四肢的肿胀按不出坑来有哪些病呢？少见病就不说了，像肉瘤你能碰上几个？你估计一个也没治过。四肢的病变肿胀了，但它按不出坑来，就叫溢饮病。溢饮病有哪些病？你把这个想清楚了，你就会治病了，而且超级有把握。非常常见的小毛病，例如，静脉曲张。静脉曲张是不是鼓起来一个包啊？你能摁出坑来吗？它是什么病呢？溢饮病。我天天研究病脉证治，但是我见了静脉曲张，刚开始都没有把它诊断为溢饮病，后来实在是没有办法就反复想，不是按了一个包吗？不是按不出坑来吗？这不正是痰饮病吗？痰饮病在四肢，静脉曲张一定是溢饮病啊。溢饮病怎么治啊？大青龙汤或者小青龙汤。赶紧验证，病人吃了就见效了。

【腹诊】左少腹压痛用桃核承气汤，右少腹压痛用大黄牡丹汤。

膝关节积液、脂肪瘤、静脉曲张、痛风，这些是溢饮病的常见病。罕见病呢，没有写，例如肉瘤，因为你们很少用得到，用大青龙汤、小青龙汤治疗肉瘤，就是一个解表嘛。

膝关节疼痛明显减轻，效不更方。

七、膝关节积液医案

张某，男，29岁，周口鹿邑人。

【初诊】2023年9月30日。

【主诉】患者双膝关节肿胀疼痛，双膝关节积液，西医诊断为滑膜炎；吃西药，打封闭针效果不好；平时不动不痛，一动关节就疼痛；患者体型肥胖；体重94kg，身高175cm；西医指标尿酸650μmol/L；患者平素怕冷，爱出汗，晨起口苦；吃凉、辣的不舒服；手脚、胳膊腿不凉；大便正常；睡眠可以；舌体胖大，舌质淡，苔白腻，唾液腺明显；脉有力。

【处方】小青龙汤加石膏合桂枝芍药知母汤加薏苡仁、益母草，中成药龙牡壮骨颗粒。

桂枝 12g	白芍 9g	知母 12g	防风 12g
白术 15g	麻黄 3g	甘草 6g	黑附子 9g（先煮）
细辛 3g	干姜 6g	五味子 6g	制南星 9g
生石膏 20g	薏苡仁 30g	益母草 30g	生姜 9 片

中药 7 剂，日 1 剂，水煎服，早中饭后温服。

【知识点】

1. 中风厉节病诊断：厉节病，不可屈伸。

2. 腿抽筋治疗。

【二诊】2023 年 10 月 7 日。

服药后走路疼痛减轻，积液减少；最近晨起口苦；大便不干，眠可，出汗可；舌体胖大，舌质淡，苔白腻，唾液腺明显；脉有力。

【腹诊】心下、脐左压痛。

【处方】小青龙汤加石膏合桂枝芍药知母汤加薏苡仁、益母草合小柴胡汤合小陷胸汤合桂枝茯苓丸。

桂枝 12g	白芍 9g	知母 12g	防风 12g
白术 15g	茯苓 9g	麻黄 3g	黑附子 9g（先煮）
甘草 6g	细辛 3g	干姜 6g	五味子 6g
制南星 9g	生石膏 20g	薏苡仁 30g	益母草 30g
柴胡 24g	黄芩 9g	党参 9g	全瓜蒌 30g
黄连 3g	桃仁 9g	丹皮 9g	生姜 3 片
大枣 3 个			

中药 7 剂，日一剂，水煎服，早中饭后温服。

【知识点】

1. 少阳病诊断。

2. 腹诊。

病案分析

这个病人双膝关节肿胀疼痛，双膝关节积液，西医诊断为滑膜炎，吃西药打封闭针效果不好。平时不动不疼，一动就疼，这是什么病？这是历节病。我们先诊断病，记住病人的关节疼痛，他坐着的时候是一点儿不疼的，但是他不能伸腿，也不能弯腿，就是“不可屈伸”。你看看条文什么叫“不可屈伸”呢？既不能伸腿，也不能蜷腿，这个胳膊既不能往外伸，也不能往里来，不动不疼，一动就疼，历节病。病人爱出汗，桂枝芍药知母汤里面有麻黄怎么办呢？加石膏解决。

要记住伤寒病和金匮病是两套辨证体系，当我们辨出金匮病的时候，你该怎么用就是怎么用，不要自作聪明。把制半夏换成制南星是为了避免附子反半夏。

这里还有一个知识点，解决抽筋的问题用龙牡壮骨颗粒。平时腿抽筋的病人很多，我这就一招，龙牡壮骨颗粒。当天晚上见效，不用等到第二天。但是你不能让他只喝一袋，要喝三袋，五袋，量大些。现在的制剂都是含糖的，所以糖尿病病人没法用。

关于历节病的诊断，历节病不可屈伸，这都是条文明确规定的，用桂枝芍药知母汤。以前有的人说了，桂枝芍药知母汤能治疗所有的关节疼痛，这是不可能的，必须“不动不疼，一动就疼”才能用，有这个特征才能用，没有这个特征不能用，就是我们诊断病一定要准确。

吃药以后，患者疼痛减轻，积液减少，但他有口苦。脉有力，口苦，这是少阳病，所以用了小柴胡汤。做腹诊发现，心下压痛，用小陷胸汤。脐左压痛用桂枝茯苓丸。少阳病的本质是矛盾现象，寒热往来。比如说一个女性的例假，她这个月提前了，下一个月推后了，这叫什么现象？这叫矛盾现象，是一个柴胡剂证。有的心脏病病人，他的心率一会儿一百五每分钟，一会儿五六十次每分钟，时快时慢也是柴胡剂证，这就是它的本质。既怕热又怕冷，既不怕热又不怕冷，一会儿怕热一会儿怕冷，都是少阳病。

八、膝关节积液特效方医案

某女，40 岁。

【主诉】右膝关节疼痛，膝关节积液。

伤寒病病脉证治问诊：脉有力，不烦躁。

金匮病病脉证治：

【病】溢饮病。

【脉】脉有力。

【证】膝关节积液。

【治】小青龙汤。

麻黄 9g	白芍 9g	桂枝 9g	姜半夏 9g
五味子 6g	干姜 9g	细辛 3g	炙甘草 9g
益母草 30g	薏苡仁 30g		

服用 7 剂之后，患者膝关节积液消失，膝关节疼痛消失。

膝关节积液属于溢饮病。

《金匮要略·痰饮咳嗽病病脉证并治第十二》："饮水流行，归于四肢，当汗出而不汗出，身体疼痛重，谓之溢饮；病溢饮者，当发其汗，大青龙汤主之，小青龙汤亦主之。"

病案分析

我们来分析这个病案，40 岁的女性，右膝关节疼痛，膝关节积液，膝关节肿胀，脉有力，不烦躁。处方小青龙汤。七剂以后膝关节积液消失，膝关节疼痛消失。

不管是膝关节积液还是盆腔积液，经治疗后都可以在很短的时间内消失。抽水有啥用？抽了还会长，但吃完中药下去以后就不会再长了。为什么诊断为痰饮病？因为这个患者的膝关节是肿大的，但是按不出坑来，所以诊断为痰饮病，它又在四肢上，因此诊断为溢饮病。溢饮病有两个处方，一个大青龙汤，一个小青龙汤。伴有烦躁用大青龙汤，不烦躁用小青龙汤。这就是溢饮的诊断。

九、类风湿医案

冯某，女，67岁，安阳人。

【初诊】2021年5月2日。

【主诉】全身多关节疼痛，腿痛。

【西医诊断】类风湿性关节炎，第五腰椎滑脱；患者类风湿性关节炎病史多年，近半年全身多关节疼痛加重，阴雨天疼痛加重，近一个月腰痛、腿痛，不能平躺。腰椎CT提示：第五腰椎滑脱。患者平素特别怕冷，出汗少，口不苦，手脚不凉，吃凉东西会难受，偶有心慌；晨起关节僵硬，一到下午腿肿；饮食可，睡眠尚可，二便正常；舌淡苔薄白，脉无力。

【处方】柴胡桂枝干姜汤合当归芍药散加细辛。

柴胡 24g	桂枝 9g	干姜 9g	黄芩 9g
天花粉 12g	牡蛎 6g	炙甘草 6g	当归 9g
白芍 12g	白术 9g	茯苓 12g	泽泻 9g
川芎 9g	细辛 3g		

中药7剂，日1剂，水煎服，早晚饭后温服。配合中成药金匮肾气丸（北京同仁堂生产），按说明书吃。

【二诊】2021年5月16日。

服药后，全身关节疼痛明显缓解，腰痛减轻，可以平躺了；饮食可，睡眠尚可，二便正常；舌淡苔薄白，脉无力。原方7剂，服法如前。

【三诊】2021年5月23日。

全身关节不痛了，腰痛还有一点，腿不痛了，饮食可，睡眠可，二便正常；舌淡，苔薄白，脉较之前有力了。原方15剂，服法如前。

病案分析

这个病人第一次用的是柴胡桂枝干姜汤合当归芍药散加了细辛。

另外，我们用金匮肾气丸来解决病人腰疼的问题，疗效非常好，因为第二次的时候病人说腰不疼了。

病人当时做 CT 的结果是：腰椎滑脱。由于症状是腰疼，我们首选金匮肾气丸，北京同仁堂生产的。

经过大量临床病例的验证，对于类风湿的病人，疗效最好的就是柴胡桂枝干姜汤合当归芍药散，我验证了很多，应该说有效率 70% 是没有问题的。

为什么加细辛？因为细辛可以起到止疼的作用。这个病人第一次找我看病的时候，是类风湿，全身多关节疼痛。

第二次的时候，主要是膝关节的疼痛，这个时候，根据我们的经验，它不动不疼，就是屈伸疼痛。大家记住就是在不运动的时候是不疼的，但是如果一伸腿或者一蜷腿，就会疼痛，这个就叫屈伸疼痛。

同样的道理，脉有力，怕风，这是桂枝剂证。脉有力，关节病，少阳病，这是柴胡剂证，所以，合上了柴胡桂枝汤，这是我们在“让关节不再疼痛专科专病培训班”里面专门讲过的知识点。关节病要么是柴胡剂证，要么是当归剂证。就是脉有力时，属于少阳病，脉无力时，属于厥阴病。

为什么用龙牡壮骨颗粒呢？因为她腿抽筋，用龙牡壮骨颗粒，有效率可以达到 90% 以上，很少碰到不见效的。吃的时候，成人要吃的多一些，可以吃三四袋，小孩子吃一袋，可以一天三顿吃。

糖尿病人一定要买不含糖的。

【知识点】

1. 为什么晨僵？

2. 为什么游走性疼痛？

3. 关节病是柴胡剂证。

小贴士

晨僵

治疗类风湿，最关键的就是要知道类风湿到底是什么病？它为什么晨僵？为什么不晚僵呢？为什么不中午僵呢？为什么不夜里僵呢？为什么偏到早晨才僵？

时间诊断法：在伤寒六经病理论里，每种病都有对应的“欲解时”，即疾病可能缓解的时间段，可作为诊断参考。

晨僵与少阳病时间关联：早晨通常指7～9点，而少阳病的时间段是早上3点到9点。晨僵患者的症状一般就出现在这个时间段，所以从时间诊断角度，推测晨僵首先属于少阳病范畴。

这个晨僵，晨指的是早晨，是时间诊断法，这个僵呢？是太阳病。太阳之为病，脉浮，头项强痛而恶寒。所以它是一个太阳少阳合病。在脉有力的情况下，它一定是太阳少阳合病，它是柴胡桂枝汤证；在脉无力的情况下，它就成为厥阴病了，它是柴胡桂枝干姜汤合当归芍药散证。

另外，类风湿的病人还有一个特点叫游走性疼痛，这又是为什么呢？开始是左边的手腕疼，然后左边的不疼了，又换到右边的手腕疼了，这就叫矛盾现象，更加证实了它就是一个柴胡剂证。所以我们治疗类风湿选的是柴胡桂枝干姜汤合当归芍药散。在临床上70%的病人都是这个类型。那剩下的怎么办？那30%再好好学习和研究。

如果病人吃药以后关节疼痛明显缓解，腰疼减轻，可以平躺了，然后效不更方。因为我们的用量小，病人一般需要吃2～3个月，类风湿的病人也是需要吃2～3个月。这个除根的诀窍是什么呢？不能碰水。因为类风湿的病人好多都是女性，她说我不洗衣服咋办？用洗衣机呀。还有一个要求，不能到冰箱里拿东西，洗脸的时候用热水，而且要戴上手套，另外居住的环境要干燥，不要到河边去，不要买海景房，总之就是远离寒湿。

十、类风湿性关节炎医案

刘某，女，52岁。

【初诊】2023年11月14日。

【主诉】类风湿关节炎10年余。手指关节肿痛，晨起双手僵硬，脚发热，忽冷忽热2年，舌质淡，有齿痕。

【诊断】类风湿性关节炎。

【处方】柴胡桂枝干姜汤合当归芍药散加薏苡仁合四物汤（生地）。

柴胡 24g	桂枝 9g	干姜 9g	天花粉 12g
黄芩 9g	牡蛎 6g	炙甘草 6g	当归 9g
白芍 12g	茯苓 12g	白术 12g	泽泻 6g
川芎 9g	薏苡仁 30g	生地 15g	

中药7剂。日一剂，水煎服，早晚饭后温服。

【二诊】10月21日。

疼痛未减轻，干活劳累后加重。处方调整为乌鸡白凤丸加独活寄生丸。

【三诊】11月4日。

疼痛减轻，嘱咐不能干重活，患者烘热汗出，自行服药坤泰胶囊。

【处方】中成药独活寄生丸加乌鸡白凤丸加金匮肾气丸，建议患者服用2～3个月。

病案分析

虚证类型的类风湿关节炎，常见类型为柴桂姜合归芍散证型。首诊服用此方效果不明显，改为独活寄生丸加乌鸡白凤丸，服药后，疼痛缓解，效不更方。

这是张庆军老师的临床独特经验，凡是干活后疼痛加重的，一律用独活寄生丸加乌鸡白凤丸，疗效十分理想。

十一、类风湿性关节炎医案

陈某，女，35 岁。

【初诊】2024 年 4 月 21 日。

【主诉】类风湿性关节炎。

【刻下症】双手指关节疼痛，阴雨天加重，冬天春天加重，口干，眼睛干，不怕冷，不怕风，纳可，可以吃凉东西，多梦，手脚凉，眠可，二便正常，舌尖红，舌质淡，舌苔腻，有唾液线，脉有力。

【诊断】类风湿关节炎。

【处方】四逆散合温胆汤合三仁汤。

柴胡 12g	白芍 12g	枳实 12g	炙甘草 12g
炒杏仁 6g	豆蔻 3g	薏苡仁 30g	厚朴 6g
清半夏 9g	通草 3g	淡竹叶 6g	滑石 18g（布包）
陈皮 6g	茯苓 9g	竹茹 12g	大枣 10g

中药 7 剂，日一剂，水煎服，早晚饭后温服。

【二诊】2024 年 4 月 27 日。

双手指关节疼痛减轻，眼睛干缓解很多，上方继服 14 剂，服法如前。

病案分析

1. 手脚凉，脉有力，四逆散。

【病】少阳病。

【脉】脉有力。

【证】四肢凉。

【治】四逆散。

2. 舌质淡，舌尖红，舌苔腻，三仁汤。

3. 有唾液线，温胆汤。

十二、腰间盘突出特效方医案

某男，41 岁。

【主诉】腰间盘突出，腰疼，腿疼，夜尿多。

金匮病病脉证治：

【病】虚劳病。

【脉】脉无力。

【证】腰疼。

【治】金匮肾气丸。

金匮肾气丸两瓶，用北京同仁堂生产的，按说明书吃。患者两瓶吃完腰不疼了，腿也不疼了，夜尿也不多了，让他再吃两瓶巩固。

《金匮要略·血痹虚劳病病脉证治第六》："虚劳腰痛，少腹拘急，小便不利者，八味肾气丸主之。"

病案分析

我分享一个超级好的经验，这也是中西医结合的知识点。腰间盘突出等于什么？金匮肾气丸证。这个病我治好了一千例，患者吃水丸两瓶，效果就显现出来了，吃四瓶一般就解决了，有的患者吃两瓶就一点也不疼了。

我在临床上遇到腰疼的病人就用非常简单的一个处理方法：金匮肾气丸先吃上再说，80%的成功率是没有问题的。只要患者说腰疼就给他开，什么突出、什么滑脱暂时都不用管，就用这个，效果非常好。同仁堂生产的，不要用其他厂家的。同仁堂的金匮肾气丸有两种，一个是水丸，一个是大蜜丸。吃大蜜丸效果会更好，效果也更快一些。

十三、腰间盘突出医案

刘某，男，65 岁。

【初诊】2023 年 12 月 2 日。

【主诉】右侧臀部疼痛。

【刻下症】伴有右侧下肢疼痛，腰部不能直立，活动后疼痛减轻，怕冷，出汗多，纳可，眠可，二便正常，舌质淡，苔水滑，脉有力。腰部核磁共振：腰椎间盘 3/4，4/5 腰椎间盘突出。

【诊断】腰痛。

【处方】桂枝加葛根汤合五苓散，加中成药金匮肾气丸。

粉葛 40g	桂枝 30g	白芍 15g	炙甘草 18g
大枣 30g	猪苓 30g	茯苓 30g	泽泻 30g
白术 20g	赤芍 15g		

中药 7 剂，日一剂，水煎服，早晚饭后温服。

【二诊】2023 年 12 月 9 日。

腰痛减轻，一诊方葛根加量至 100g，继服 14 剂。服法如前。

病案分析

患者以腰疼为主诉，脉有力，为三阳病，怕冷，为太阳病，出汗多为桂枝剂证，腰背部疼痛为葛根剂证，处方桂枝加葛根汤。伤寒论第 14 条“太阳病，项背强几几，反汗出恶风者，桂枝加葛根汤主之。”舌苔水滑为水分证，太阳病水分证合五苓散，于是一诊处方：桂枝加葛根汤合五苓散，7 剂，同时配合中成药金匮肾气丸，同仁堂生产的，按说明书吃；二诊腰疼减轻，原方不变加大葛根剂量增强疗效，续服 14 剂。

十四、股骨头坏死医案

王某，女，30 岁。

【初诊】2023 年 6 月 17 日。

【主诉】股骨头坏死。

【刻下症】双侧髋关节疼痛，走路疼痛，不能下蹲，脉无力。

【诊断】股骨头坏死。

【处方】培元固本散打成粉服用。

鹿角胶 20g	龟甲胶 25g	西洋参 20g	三七 20g
琥珀 20g	鸡内金 75g	鹿茸 20g	紫河车 20g

每次 3g，一天 3 次，温开水冲服。

【二诊】2023 年 10 月 7 日。

下楼不用拄拐杖了，睡眠半睡半醒，睡眠浅，上方加酸枣仁 20g、醋元胡 20g，2 剂，打成细粉，一天 3 次，一次 3g，继续服用。

病案分析

股骨头坏死，脉无力，为虚症。培元固本散治疗“诸虚百损”，股骨头坏死本质是虚症，培元固本散为治本之法。

十五、双上肢疼痛医案

贾某，女，41 岁。

【初诊】2024 年 4 月 20 日。

【主诉】双上肢疼痛。

【刻下症】提重东西后疼痛加重，怕冷，头痛，出汗多，无口苦，口渴，手脚凉，不敢吃凉东西，眠可，大便干，舌质淡，脉无力。腹诊：肚脐下压痛。

伤寒病病脉证治诊断如下：

【病】厥阴病。

【脉】脉无力。

【证】头痛，怕冷，出汗多，手脚凉，不敢吃凉东西。

【治】柴胡桂枝干姜汤合当归芍药散合下瘀血汤。

柴胡 24g	桂枝 9g	干姜 9g	黄芩 9g
牡蛎 6g	天花粉 12g	炙甘草 6g	当归 9g
白芍 15g	川芎 9g	茯苓 12g	白术 9g
泽泻 15g	大黄 1g	土元 6g	炒桃仁 9g

中药7剂，日一剂，水煎服，早晚饭后温服。

【二诊】2024年4月27日。

吃中药第3天，疼痛明显减轻，效不更方，继服14剂，服法如前。

病案分析

1. 怕冷出汗，手脚凉，脉无力，辨为厥阴病，柴胡桂枝干姜汤合当归芍药散。

2. 肚脐下压痛：下瘀血汤。

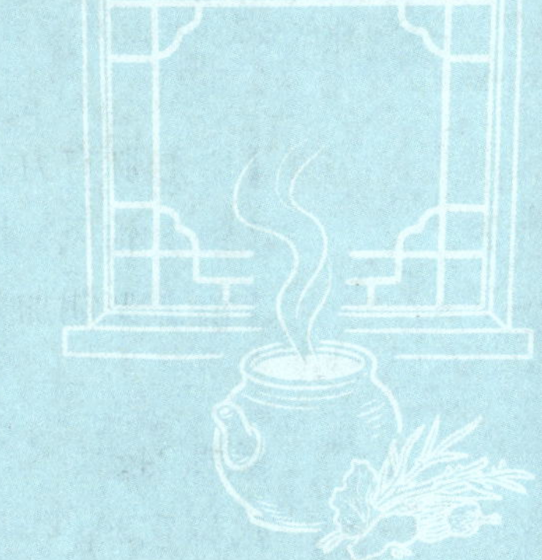

第六章

皮肤病专题

小贴士

抓独法在治疗粉刺中的应用

中医里有一句话叫独处藏奸，“独”就是“一个”、“独自”的意思。

比如万绿丛中一点红，那个红就是“独”。同样道理，万红丛中一点绿，那个绿就是“独”。

再比如，一只鹤立在鸡群里，这一只鹤就是“独”。一只鸡立在鹤群里，这只鸡也是“独”。

同样道理，一片湿地里只有一群鹤，那么这一群鹤也叫“独”，因为没有别的了。比喻讲完了，下面讲病案。

有的粉刺病人满脸粉刺，这叫“独”。如果这个病人只有鼻子上有粉刺，这也叫“独”。如果这个病人除了鼻子，脸上其他部位都长满了粉刺，也叫“独”。

我们用抓独法治疗粉刺，病人来了先看看是哪种情况的“独”，之后就可以开始治病了。

一、痤疮医案

某男，15岁。

【主诉】满脸痤疮，有的鲜红，有的化脓，有的硬结。怕风，怕冷，出汗多。口苦，大便干。脉有力。

【病】三阳合病。

【脉】脉有力。

【证】怕风，怕冷，出汗多，口苦，大便干。

【治】柴胡加龙骨牡蛎汤。

柴胡 24g	黄芩 9g	生龙骨 30g	生牡蛎 30g
代赭石 30g	桂枝 9g	茯苓 9g	姜半夏 9g
大黄 2g	生姜 9 片	大枣 9 个	党参 9g

7 天之后患者痤疮全部消失。告知患者忌辣椒，少熬夜。

病案分析

痤疮患者怕风、怕冷、出汗多，这是太阳病桂枝剂证；口苦，脉有力，少阳病柴胡剂证；大便干，脉有力，阳明病大黄剂证。大家看到没有？我在写症状的时候没有写痤疮，为什么不写啊？因为痤疮是一个无效症状，在经方里面就没有，我们根本不需要写。

大家看病人主诉是治疗痤疮，但痤疮不是关键症状，也不是有效症状，它只是一个外在表现，是我们不用考虑的症状。我们考虑什么呢？怕风、怕冷、出汗多、口苦、大便干，我们就看这些关键症状，通过病脉证治的方法，来解决病人的实际问题。通过这样治疗，他的痤疮就好了。

我来给大家讲一下，现在把病人的年龄去掉，性别去掉，以这个医案为例，把后面的痤疮去掉，我们只保留怕风、怕冷、出汗多、口苦、大便干、脉有力。

在诊病时，我们可以填一个失眠，可以填一个焦虑症，填一个双相情感障碍，可以填一个痤疮，可以填一个阳痿，也可以填一个心率快，还可以填一个心率慢，你想怎么填就怎么填。你可以填甲减，也可以填甲亢，还可以填亚甲炎，性别、年龄随便写，只要他具备怕风、怕冷、出汗多、口苦、大便干、脉有力，他就一定是柴胡加龙骨牡蛎汤证，吃了药他肯定会好，这样我们就可以从西医的病名、西医的检查、病人的症状当中脱离出来，进入到经方的病脉证治辨证法。

只需记住两点：关键症状，病脉证治。

二、柴胡加龙骨牡蛎汤治疗粉刺医案

某男，16岁。

【主诉】满脸粉刺好几年了，用过好多方法，清热解毒的、清热利湿的、清肺枇杷饮，以及外涂的都无效。粉刺颜色有的黑，有的鲜红，有的暗红，有的小，有的大，还有的有脓点。患者平时没事儿就挤粉刺，还留有痘印儿、痘坑，面部惨不忍睹。

病人满脸粉刺，这就是独。脉有力，就是三阳病。满脸都有，说明三阳都有病了。太阳、少阳、阳明合病，又叫三阳合病。经询问，病人汗多怕风，处方：柴胡加龙骨牡蛎汤。

柴胡 24g	黄芩 9g	生龙骨 30g	生牡蛎 30g
代赭石 30g	桂枝 9g	茯苓 9g	姜半夏 9g
大黄 2g	生姜 9片	大枣 9个	党参 9g

5剂之后粉刺减少；又吃5剂，粉刺基本消失；又吃10剂，粉刺全部消失。

让病人忌口烟酒、辣椒，不要熬夜。

病案分析

为什么用柴胡加龙骨牡蛎汤呢？因为柴胡加龙骨牡蛎汤里同时含有桂枝、柴胡、黄芩、大黄。其中桂枝治太阳病，柴胡、黄芩治少阳病，大黄治阳明病。

三、脱发医案

某女，36岁。

【主诉】脱发。洗头时一抓一大把，吓得都不敢洗头了。怕冷，怕风，爱出汗，早上口苦，平时大便3天一次，脉有力。

【病】三阳合病。

【脉】脉有力。

【证】怕风，怕冷，爱出汗，口苦，大便干。

【治】柴胡加龙骨牡蛎汤。

【效】5 天明显见效，15 剂之后不再脱发了。

病案分析

脱发，洗头时一抓一大把，吓得不敢洗头了。怕冷，怕风，爱出汗，早上口苦，平时大便 3 天一次，脉有力。

三阳合病——怕风，怕冷，爱出汗，口苦，大便干。我为什么不把脱发写到证里面呢？因为那是无效症状。

以前我认为脱发都需要治疗半个月效果才好，后来实践证明只要处方用对了，3 天就可以明显见效，根本不需要半个月，前提就是必须正确诊断。

四、柴胡桂枝干姜汤合当归芍药散合附子理中汤治疗粉刺医案

某女，26 岁。

【主诉】从初中就开始脸上长粉刺，最开始是额头明显，之后太阳穴开始长，又长到了脸颊、口周，到现在整个面部长满了。用了不少方法治疗，去了美容院，去了医院，就是没有明显好转，天天为这个病唉声叹气，吓得不敢照镜子了，痤疮此起彼伏。面色暗淡无光，有点发黄，满脸可见密密麻麻的粉刺，粉刺颜色暗红，有的地方都结痂了，还有的粉刺很硬，但是粉刺不痒也不疼。

经询问：1. 怕冷怕风。2. 早上口苦。3. 大便一天两次，大便稀溏。4. 不敢吃凉东西，吃凉的就肚子疼，拉肚子。5. 手脚凉。6. 睡眠正常，精神差。

【舌诊】舌质淡，舌苔薄白，舌苔湿润。

【腹诊】脐右压疼。

【脉诊】脉无力。

病脉证治分析：

【病】太阴、厥阴、少阴三阴合病。

【脉】脉无力。

【证】怕风怕冷，口苦，吃凉东西难受，手脚凉。

【治】柴胡桂枝干姜汤合当归芍药散合附子理中汤加减。

柴胡 24g	桂枝 9g	干姜 6g	天花粉 12g
黄芩 9g	牡蛎 30g	炙甘草 6g	当归 9g
芍药 12g	川芎 9g	泽泻 9g	白术 12g
茯苓 12g	浙贝母 12g	皂刺 3g	人参 6g
仙鹤草 30g			

因为病人粉刺有硬结，因此加了浙贝母 12g、皂刺 3g。因为附子反天花粉，附子反浙贝母，因此用仙鹤草代替了附子。

七剂之后病人复诊，粉刺消了一半多，而且这几天新长的粉刺也很少了。

又吃 7 天，粉刺消失了八成，几乎不长新的粉刺了。

又吃 21 天，让她绝对不能吃凉东西，不熬夜。粉刺全部不见了，病人要求治疗粉刺留下的色素沉着。

【处方】三七粉每次 2g，一天两次。吃够一个月。一个月后病人来复诊，面部光滑，无粉刺，面色也明显好转，色素沉着大部分消失，让她继续吃三七粉，改为间断服用。

这个病人满脸粉刺，也是“独”，因此用了三阴合病的处方，柴胡桂枝干姜汤合当归芍药散合附子理中汤，取得了明显效果。

五、当归四逆加吴茱萸生姜汤合附子理中汤治疗粉刺医案

某女，15 岁。

【主诉】满脸粉刺。脸上粉刺以暗红为主，有的还化脓了，脸上布满灰褐色色素沉着，内服外用很多方法都无效，特别是冬天更加严重。手脚冰凉，平时不敢吃凉东西，吃了难受，四肢冰凉，脉细无力。

【病】太阴病、厥阴病、少阴病三阴合病。

【脉】脉无力。

【证】手脚冰凉，吃凉的难受，四肢冰凉。

【舌诊】舌质淡，舌苔薄白。

【腹诊】无压痛。

【治】当归四逆加吴茱萸生姜汤合附子理中汤。

当归 9g	桂枝 9g	白芍 9g	细辛 3g
通草 3g	甘草 6g	大枣 6 个	生姜 6 片
吴茱萸 3g	人参 6g	干姜 9g	白术 9g
黑附子 9g（先煮一小时）			

七剂之后肤色改善，有个别新发粉刺。再吃 7 剂，情况明显好转，皮肤比以前光滑。又吃 21 剂，症状全部消失，粉刺一个也没有了，改为吃中成药附子理中丸善后，吃三七粉治疗色素沉着。

六、粉刺合并失眠、尿酸高医案

米某，男，24 岁。

【初诊】2024 年 5 月 26 日。

【主诉】满脸粉刺。

【刻下症】面色发红，囊肿硬结，怕热出汗多，口渴，心烦急躁，尿酸高，纳可，翻来覆去入睡难，二便正常，舌质红，苔薄，脉有力。

【诊断】粉刺。

【处方】柴胡加龙骨牡蛎汤合白虎汤加玄参合防己黄芪四妙散合栀子淡豆豉汤。

柴胡 24g	黄芩 9g	党参 6g	姜半夏 9g
炙甘草 6g	桂枝 9g	茯苓 9g	石膏 40g
知母 18g	山药 30g	代赭石 30g	珍珠母 30g
牡蛎 30g	大黄 1g	玄参 30g	防己 30g
黄芪 30g	川牛膝 9g	黄柏 9g	土茯苓 30g
薏苡仁 30g	栀子 9g	豆豉 9g	

中药 7 剂，日一剂，水煎服，早晚饭后温服。

【二诊】2024 年 6 月 24 日。

粉刺减轻，面色红减轻，结节囊肿消退，睡眠好转，效不更方，一诊方继服14剂，服法如前。

病案分析

1. 满脸粉刺，心烦失眠，脉有力，柴胡加龙骨牡蛎汤。
2. 怕热出汗多，口渴，脉有力，阳明病，白虎汤加玄参。
3. 尿酸高，防己黄芪四妙散。

七、粉刺合并失眠、抑郁症医案

王某，女，23岁。

【初诊】2024年6月24日。

【主诉】满脸粉刺。

【刻下症】颜色发红，伴有脓头硬结，失眠，入睡困难，怕热，出汗多，无口苦口干，无口渴，喜欢吃凉，手脚不凉，情绪不好，抑郁症，长期服用抗精神类西药，脾气暴躁，暴饮暴食，二便正常，舌质红，苔腻，脉有力。腹诊：左少腹压痛，心下压痛，耻骨联合上压痛。

【诊断】粉刺、失眠抑郁症。

【处方】柴胡加龙骨牡蛎汤合白虎汤合桃核承气汤合小陷胸汤合抵当汤。

柴胡24g	黄芩9g	党参9g	姜半夏9g
炙甘草6g	大枣30g	桂枝9g	茯苓9g
代赭石30g	珍珠母30g	牡蛎30g	大黄1g
石膏30g	知母16g	山药30g	炒桃仁9g
芒硝4g	烫水蛭3g	土元6g	黄连3g
瓜蒌15g	生姜6片		

中药7剂，日一剂，水煎服，早晚饭后温服。

【二诊】2024年7月2日。

粉刺减少，睡眠好转，心情好转。一诊方继服7剂，服法如前。

【三诊】2024 年 7 月 6 日。

情绪好多了，精神类西药已经停药，心也不烦了，痤疮减少，还有小硬结，睡眠明显好转。二诊方加浙贝母、薏苡仁。

柴胡 24g	黄芩 9g	党参 9g	姜半夏 9g
炙甘草 6g	大枣 30g	桂枝 9g	茯苓 9g
代赭石 30g	珍珠母 30g	牡蛎 30g	大黄 1g
石膏 30g	知母 16g	山药 30g	炒桃仁 9g
芒硝 4g	烫水蛭 3g	土元 6g	黄连 3g
瓜蒌 15g	浙贝母 12g	薏苡仁 30g	生姜 6 片

中药 7 剂，服法如前。

病案分析

1. 满脸粉刺，脉有力，三阳合病，用柴胡加龙骨牡蛎汤。

2. 怕热，出汗多，脉有力，阳明病，白虎汤。

3. 左少腹压痛，桃核承气汤；心下压痛，小陷胸汤；耻骨上压痛，抵当汤。

4. 粉刺硬结，加浙贝母散结。

患者以粉刺为主诉，满脸粉刺，颜色发红，属三焦热盛，需要用柴胡剂散郁热，脾气暴躁有抑郁症，属于躁狂抑郁症，这一段时间心情低落，下一段时间脾气暴躁，相当于柴胡剂证的“往来寒热”，柴胡剂证伴有失眠精神问题首选柴胡加龙骨牡蛎汤；脉有力，怕热，阳明病，出汗多，喜欢吃凉的，阳明病石膏剂证，白虎汤；左少腹压痛：桃核承气汤，心下压痛：小陷胸汤，耻骨上压痛：抵当汤，最后处方：柴胡加龙骨牡蛎汤合白虎汤合桃核承气汤合小陷胸汤合抵当汤，一诊开方 7 剂；二诊服药后粉刺减少，睡眠好转，心情好转，效不更方，原方续服 7 剂；三诊粉刺减少，还有小硬结，加浙贝母、薏苡仁散结化湿。

八、荨麻疹白虎加人参汤医案

刘某，男，18 岁，河南驻马店人。

【初诊】2023 年 8 月 26 日。

【主诉】荨麻疹 2 年，遇热痒加重，睡前痒加重。

【刻下症】全身皮肤瘙痒，头皮、手心、脚心痒，夜晚痒加重，怕热，出汗多，喜欢吃凉东西，口渴，饭量大，遇热痒加重，吃凉东西不难受，口不苦，大便正常，睡眠好，舌质红点，舌苔腻，脉有力。

【诊断】荨麻疹。

【处方】白虎加人参汤合增液汤加僵蚕，蝉蜕，中成药礞石滚痰丸。

石膏 40g	知母 16g	山药 30g	炙甘草 6g
西洋参 6g	生地 30g	麦冬 30g	玄参 30g
僵蚕 9g	蝉蜕 6g		

中药 5 剂，日一剂，水煎服，早晚饭后温服。

【二诊】2023 年 9 月 2 日。

皮肤瘙痒好转，诸证好转，口不苦，舌头里面有红点，脉有力。

伤寒病病脉证治诊断如下：

【病】阳明病。

【脉】脉有力。

【证】怕热、出汗多、口渴。

【治】白虎加人参汤。

原方不变，继续服用 10 剂，服法如前。

病案分析

患者荨麻疹两年，脉有力，怕热，为阳明病；出汗多，喜欢吃凉东西，口渴，这是阳明病的白虎加人参汤证，西洋参有气阴双补的作用，此处用西洋参。患者除了遇热痒加重外，晚上痒也严重，夜晚属阴，此时痒加重，考虑有阴虚因素，合了增液汤，又加上治疗皮肤痒的专药僵蚕、蝉蜕，一诊开方 5 剂；二诊瘙痒明显减轻，效不更方，10 剂。

九、四肢关节湿疹医案

刘某，男，9岁。

【初诊】2023年8月13日。

【主诉】四肢关节湿疹。

【刻下症】肘关节和膝关节湿疹，对称分布，伴有瘙痒，起小疹子，身体消瘦，面色萎黄，挑食，吃饭差，时常肚子疼，盗汗。舌尖红，苔薄白，芤脉。有血小板减少病史。

【诊断】湿疹。

【处方】黄芪当归建中汤。

桂枝 9g	白芍 18g	炙甘草 6g	大枣 30g
饴糖 50g	黄芪 15g	当归 6g	生姜 6 片

中药5剂，日一剂，水煎服，早晚饭后温服。

【二诊】8月19日。

湿疹减轻，膝关节湿疹明显消退，一诊方不变，继续服药。

病案分析

患者以四肢部湿疹为主诉，面色萎黄，首先定为金匮病的黄疸病，同时有血小板减少病史，身体消瘦，挑食，脉象为芤脉，定为虚劳病。黄疸篇中能治虚劳的是小建中汤。“男子黄，小便自利，当与虚劳小建中汤。”同时在金匮血痹虚劳病病脉证治第六篇提到“虚劳里急……腹中痛……小建中汤主之。”患者经常肚子疼也提示有小建中汤证，最后选方黄芪当归建中汤，是在小建中汤的基础上加上黄芪、当归，比小建中汤补虚的力量更强。原文“虚劳里急，诸不足，黄芪建中汤主之。”当归有补血的功效，加上这味药体现了“治风先治血，血行风自灭”之意。

金匮病病脉证治如下：

【病】黄疸病。

【脉】脉无力。

【证】小便自利。
【治】小建中汤。

【病】虚劳病。
【脉】脉无力。
【证】肚子疼。
【治】小建中汤。

十、神经性皮炎医案

马某，男，66岁，信阳人。

【初诊】2023年7月8日。

【主诉】神经性皮炎。

【刻下症】双上肢外侧皮肤有银白色的鳞屑，前胸后背大面积红斑，皮肤颜色发红，针扎似的皮肤瘙痒，怕热，不怕冷，口渴，手脚不凉，喜欢吃咸的、凉的、牛羊肉，喝酒严重，吸烟，头部出汗，糖尿病，打胰岛素，睡眠时好时坏，吃饭可，二便正常。舌质红，苔黄腻，有裂纹，脉有力。腹诊：耻骨联合上方压痛。

伤寒病病脉证治：

【病】阳明病。
【脉】脉有力。
【证】怕热，不怕冷，口渴。
【治】白虎加人参汤。
【腹诊】抵当汤。
【舌诊】甘露饮。

【处方】甘露饮合白虎加人参汤合抵当汤加僵蚕、蝉蜕（加中成药：礞石滚痰丸）。

烫水蛭 3g	土鳖虫 6g	炒桃仁 9g	大黄 2g
石膏 30g	知母 18g	山药 30g	茵陈 15g
僵蚕 9g	蝉蜕 6g	熟地 9g	生地 9g

天冬 9g	麦冬 9g	炙枇杷叶 9g	黄芩 9g
石斛 9g	枳壳 9g	甘草 9g	

【二诊】7 月 22 日。

皮损减轻，红斑颜色变淡，瘙痒减轻，一诊方继续服用。

【三诊】8 月 5 日。

患者服药后，阴雨天皮肤瘙痒消失，皮肤颜色由红变淡。效不更方，继续服用。

病案分析

患者平素吸烟喝酒，嗜食辛辣厚味，以及牛羊肉，怕热，不怕冷，出汗多，白虎加人参汤证；舌苔黄腻，脉有力，给予清热解毒燥湿，结合腹诊有压痛，给予活血化瘀；用药后皮肤瘙痒消失，颜色变淡，皮损减轻。

根据舌象：舌质红，苔黄腻，有裂纹，选用甘露饮。

十一、皮肤瘙痒医案

蒋某，女，61 岁。

【初诊】2024 年 1 月 14 日。

【主诉】皮肤瘙痒，左下肢皮肤颜色发暗，夜晚瘙痒严重，乏力，失眠，纳可，二便正常，脉无力。

【处方】当归饮子合过敏煎合千金苇茎汤加土茯苓 30g。

川芎 10g	生地黄 20g	防风 3g	荆芥 3g
黄芪 6g	炒蒺藜 10g	白芍 20g	甘草片 6g
当归 20g	银柴胡 10g	醋制乌梅 10g	五味子 6g
芦根 30g	薏苡仁 30g	炒桃仁 9g	制何首乌 10g
土茯苓 30g	炒冬瓜子 30g		

中药 10 剂，日一剂，水煎服，早晚饭后温服。

【二诊】2024 年 1 月 27 日。

皮肤瘙痒减轻，处方不变继续服用。

【三诊】2024 年 3 月 2 日。

皮肤瘙痒基本消失，现出汗多，心慌，焦虑，二诊方加珍珠母 30g，牡蛎 30g，桑叶 30g，山萸肉 30g

十二、手部湿疹医案

田某，女，39 岁。

【初诊】2024 年 3 月 10 日。

【主诉】手上湿疹。

【刻下症】手指尖脱皮，瘙痒，嘴唇干。3 年前用过酒精和激素，病情未见好转，面积越来越大。

金匮病病脉证治诊断如下：

【病】妇人杂病。

【脉】脉无力。

【证】嘴唇干。

【治】温经汤。

【处方】温经汤。

阿胶珠 6g	川芎 6g	吴茱萸 3g	姜半夏 9g
白芍 6g	甘草 6g	麦冬 63g	丹皮 6g
桂枝 6g	党参 6g	当归 6g	生姜 3 片

中药 5 剂，日一剂，水煎服，早晚饭后温服。

【二诊】2024 年 3 月 16 日。

服药后，手指尖脱皮减轻，轻微拉肚子。拉肚子属于排毒反应，效不更方，继续服药 5 剂，服法如前。

病案分析

患者以手部湿疹瘙痒脱皮为主诉，同时嘴唇干，女性患者嘴唇干，首选温经汤，这是张庆军老师总结的温经汤的特异性指征。

十三、荨麻疹当归饮子医案

马某，女，38岁。

【初诊】2024年3月24日。

【主诉】下部皮肤瘙痒。

【刻下症】搔抓后斑片状，无渗出，皮肤干燥，遇热加重，晚上睡前加重。舌质淡，苔腻，脉无力。

【诊断】荨麻疹。

【处方】当归饮子。

川芎 10g	生地 20g	当归 25g	白芍 20g
荆芥 3g	防风 3g	黄芪 5g	制何首乌 10g
炒蒺藜 10g	甘草 6g		

中药7剂，日一剂，水煎服，早晚饭后温服。

【二诊】2024年3月31日。

皮肤瘙痒减轻，舌苔腻。上方加过敏煎。

川芎 10g	生地 20g	当归 25g	白芍 20g
荆芥 3g	防风 3g	黄芪 5g	何首乌 10g
炒蒺藜 10g	甘草 6g	银柴胡 10g	五味子 6g
乌梅 12g			

中药7剂，服法如前。

【三诊】2024年4月6日。

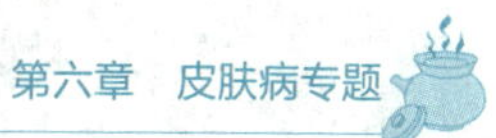

皮肤瘙痒基本消失，二诊方不变，继续巩固治疗。

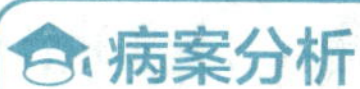
病案分析

病人瘙痒见热加重，夜里加重，这是当归饮子的应用要点。

十四、荨麻疹麻黄连翘赤小豆汤合三仁汤医案

孙某，女，9岁。

【初诊】2024年3月16日。

【主诉】荨麻疹反复发作。

【刻下症】患者在商场抓毛绒娃娃后出现荨麻疹，全身发作，皮肤痒，风团样，抓后加重，颜色发红，近期发作次数较多，家里有宠物猫，怕热，出汗多，纳可，眠可，二便正常。舌边淡，舌尖红，舌苔黄腻，脉有力。

伤寒病病脉证治诊断如下：

【病】阳明病。

【脉】脉有力。

【证】皮肤痒，颜色红，怕热，出汗多，脉有力。

【治】麻黄连翘赤小豆汤合三仁汤，加僵蚕、蝉蜕、甜叶菊。

麻黄 3g	连翘 12g	赤小豆 20g	大枣 10g
炙甘草 6g	炒杏仁 6g	桑白皮 20g	豆蔻 3g
薏苡仁 20g	厚朴 6g	清半夏 6g	通草 3g
滑石 12g	淡竹叶 6g	僵蚕 6g	蝉蜕 3g
甜叶菊 1g			

中药5剂，日一剂，水煎服，早晚饭后温服。

【二诊】2024年4月13日。

皮肤痒减轻了很多，发作次数也减少了，效不更方，继服5剂，服法如前。

病案分析

1. 皮肤属表，皮肤痒、风团样为表证。怕热，出汗多，舌质红，舌苔腻，考虑湿热郁积。湿热兼表，选方麻黄连翘赤小豆汤。

2. 舌边淡，舌尖红，舌苔腻，合方三仁汤，增强祛湿效果。

3. 热证皮肤病加僵蚕、蝉蜕。

十五、湿疹越婢加术汤合白虎汤合芍药甘草汤医案

侯某，女，46岁。

【初诊】2024年3月30日。

【主诉】四肢湿疹。

【刻下症】遇热痒加重，皮肤颜色发红，衣服碰着就痒，大便干，怕热，出汗多，舌红，脉有力。

【处方】越婢加术汤合白虎汤合芍药甘草汤。

麻黄 6g	石膏 40g	炙甘草 12g	大枣 5g
生姜 6片	白术 9g	知母 18g	山药 30g
白芍 25g			

中药3剂，日一剂，水煎服，早晚饭后温服。

【二诊】湿疹明显减轻，大便正常。

病案分析

1. 皮肤局部色红瘙痒，遇热加重，怕热，为郁热在里；湿疹皮肤瘙痒、渗液，类似“肉极”。千金越婢加术汤“治肉极热，身体津脱，腠理开，汗大泄，厉风气，下焦脚弱”，本方可治疗风水在表郁热在里的湿疹、水肿。

2. 怕热，汗出，舌红，脉有力，根据六经辨证为阳明病白虎汤证。

3. 患者大便干，加大白芍剂量对症治疗。

第七章

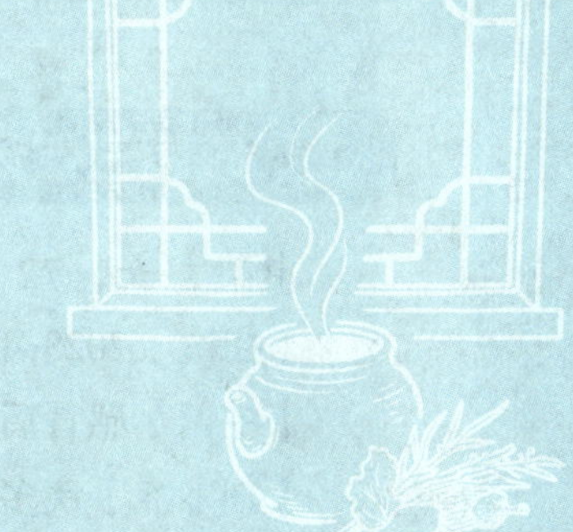

咳嗽专题

一、咳嗽附子理中丸医案

何某，女，41 岁，郑州人。

【初诊】2023 年 9 月 16 日。

【主诉】咳嗽。

【刻下症】咳嗽时间长，乏力，手部湿疹，脉无力，舌体胖大，舌质淡，苔腻。

【诊断】咳嗽。

【处方】中成药附子理中丸。

【二诊】9 月 23 日。

服用附子理中丸后咳嗽消失，继续服用 3 天。

病案分析

患者以咳嗽为主诉，咳嗽很长时间，从舌苔看，舌质淡，舌苔厚腻，属典型的寒湿，直接建议中成药附子理中丸，同仁堂生产的，按说明书吃，7 天后复诊咳嗽消失。当年大面积阳了之后很多人遗留了咳嗽，总不好，张庆军老师通过网诊看舌苔判断为寒湿后，建议吃中成药附子理中丸，治好了大量的咳嗽患者。

二、咳嗽三仁汤医案

申某，女，72岁。

【初诊】2023年1月1日。

【主诉】感冒后咳嗽。

【刻下症】痰多，痰易吐；高血压，糖尿病；口不苦，大便不干；出汗；舌质淡，舌尖红，舌苔腻。

【诊断】咳嗽。

【处方】三仁汤。

杏仁 6g	豆蔻 6g	薏苡仁 30g	淡竹叶 6g
姜半夏 6g	厚朴 6g	通草 3g	滑石 20g

中药3剂。日一剂，水煎服，早晚饭后温服。

患者2023年10月21日再次来诊，反馈上次中药效果非常好。

病案分析

1. 根据患者舌质淡，舌尖红，舌苔腻，选方三仁汤，服药三剂，诸症消除。

2. 三仁汤出自《温病条辨》卷1"头痛恶寒，身重疼痛，舌白不渴，脉弦细而濡，面色淡黄，胸闷不饥，午后身热，状若阴虚，病难速已，名曰湿温。汗之则神昏耳聋，甚则目瞑不欲言，下之则洞泄，润之则病深不解，长夏深秋冬日同法，三仁汤主之。"

依原文所述，症状繁杂，临床使用不易掌握。张老师根据临床经验总结，创新性提出三仁汤应用要点：舌质淡，舌尖红，舌苔腻。临床无论何病，不拘时节，但见一舌便是，服之可见奇效。

三、咳嗽小青龙汤合小柴胡汤医案

孔某，女，44岁，洛阳人。

【初诊】2023年10月21日。

【主诉】咳嗽。

【刻下症】咳嗽遇凉加重，嗓子痒，晨起，下午咳嗽，口干，胁下苦满，大便正常，舌质淡舌尖红舌苔腻，脉有力。

【诊断】咳嗽。

【处方】小青龙汤合小柴胡汤合加石膏合玉屏风散加薏苡仁。

麻黄 6g	白芍 9g	细辛 3g	干姜 6g
炙甘草 6g	桂枝 9g	五味子 6g	姜半夏 9g
石膏 30g	柴胡 24g	黄芩 9g	人参 6g
大枣 30g	生姜 6 片	薏苡仁 30g	黄芪 15g
白术 9g	防风 2g		

中药 7 剂。日一剂，水煎服，早晚饭后温服。开盖煎药。

【二诊】10 月 28 日，咳嗽消失。

病案分析

咽痒，为麻黄剂，受凉后咳嗽加重，舌质淡，选方小青龙汤，口干加石膏。胸胁苦满为柴胡剂，选方小柴胡汤。二诊咳嗽消失。

四、咳嗽小青龙汤合补中益气汤、玄麦甘桔汤医案

马某，男，59 岁。

【初诊】2023 年 12 月 9 日。

【主诉】咳嗽。

【刻下症】有痰不多，嗓子干，嗓子痒，吸凉气咳嗽，说话多咳嗽加重，鼻子出气不热，痰不咸，舌质淡有齿痕，一手脉有力，一手脉无力。

【诊断】咳嗽。

【处方】小青龙汤合补中益气汤合玄麦甘桔汤。

麻黄 3g	白芍 9g	细辛 3g	干姜 6g
炙甘草 6g	桂枝 9g	五味子 6g	姜半夏 9g
石膏 30g	人参 9g	黄芪 9g	当归 9g
炒白术 6g	柴胡 6g	升麻 6g	陈皮 6g
玄参 9g	麦冬 9g	桔梗 6g	

中药 3 剂，日一剂，水煎服，早晚饭后温服。

【二诊】2023 年 12 月 16 日。

咳嗽基本消失，吸凉气咳嗽明显减轻，说话多咳嗽好转，嗓子干减轻，嘱患者服用中成药玉屏风颗粒、补中益气丸、玄麦甘桔颗粒善后。

病案分析

患者以咳嗽为主诉，咳嗽的时候嗓子痒，为麻黄剂证，吸凉气咳嗽相当于怕冷，处方小青龙汤。说话多了咳嗽加重，齿痕舌，脉无力，气虚，选补中益气汤。鼻子出气不热，可排除风热感冒。嗓子干燥配合成药玄麦甘桔颗粒，一诊处方小青龙汤合补中益气汤合玄麦甘桔汤，开方 3 剂；二诊咳嗽基本消失，吸凉气咳嗽明显减轻，说话多咳嗽好转，嗓子干减轻，用中成药善后，玉屏风颗粒加补中益气丸加玄麦甘桔颗粒。

五、咳嗽小青龙汤合千金苇茎汤医案

宋某，女，27 岁。

【初诊】2024 年 4 月 6 日。

【主诉】咳嗽。

【刻下症】黄痰多，嗓子痒，晚上躺下咳嗽加重，晚上能咳醒好几次，纳可，眠可，二便正常；脉有力，舌质淡，舌尖红。

【诊断】咳嗽。

【处方】小青龙汤加石膏合千金苇茎汤合金水六君煎。

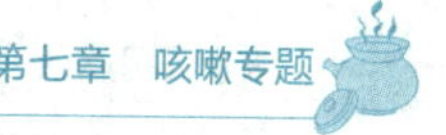

炙甘草 9g	干姜 9g	五味子 6g	姜半夏 9g
细辛 3g	白芍 9g	生石膏 30g	桂枝 9g
麻黄 6g	炒桃仁 9g	薏苡仁 30g	炒冬瓜子 30g
芦根 30g	当归 9g	熟地黄 30g	陈皮 6g
茯苓 6g			

中药 5 剂，日一剂，水煎服，早晚饭后温服。

【二诊】2024 年 4 月 13 日。
咳嗽减轻，痰多，持续不断地有痰，一诊方加三子养亲汤。

炙甘草 9g	干姜 9g	五味子 6g	姜半夏 9g
细辛 3g	白芍 9g	生石膏 30g	桂枝 9g
麻黄 6g	炒桃仁 9g	薏苡仁 30g	炒冬瓜子 30g
芦根 30g	当归 9g	熟地黄 30g	陈皮 6g
茯苓 6g	炒紫苏子 12g	炒莱菔子 12g	炒白芥子 9g

中药 5 剂，服法如前 。

【三诊】咳嗽消失，痰减少很多，现在想治疗鼻炎，睡觉张口呼吸。
【处方】肺痈大合方合金水六君煎。

炒山桃仁 9g	炒冬瓜子 30g	浙贝母 12g	桔梗 6g
炒葶苈子 30g	芦根 30g	薏苡仁 30g	川贝母 3g
陈皮 9g	熟地黄 15g	甘草 6g	茯苓 9g
大枣 45g	当归 25g	姜半夏 9g	

中药 6 剂， 日一剂，水煎服，早晚饭后温服。

病案分析

1. 咳嗽嗓子痒，晚上不能平躺，咳而上气病。舌质淡，外寒内饮，小青龙汤，舌尖红加生石膏。

2. 痰多，肺痈病，千金苇茎汤。

3. 晚上咳嗽严重，咳嗽时间长，多考虑肾虚有痰，用金水六君煎。

六、咳嗽麻黄连翘赤小豆汤医案

【主诉】咳嗽。

【刻下症】嗓子痒，想吃凉东西，吃完凉东西后舒服，舌质红，舌上有红点，苔黄腻，脉有力。

【诊断】咳嗽。

【处方】麻黄连翘赤小豆汤。

麻黄 3g	连翘 15g	赤小豆 30g	大枣 10g
炙甘草 6g	炒杏仁 6g	桑白皮 30g	生姜 3 片

中药 3 剂，日一剂，水煎服，早晚饭后温服。

患者 5 月 18 日来调理身体，诉吃完中药后咳嗽好了。

病案分析

患者以咳嗽为主诉，嗓子痒为麻黄剂证，舌质红，舌上有红点，内有郁热，舌苔黄腻，湿热内盛，处方麻黄连翘赤小豆汤。伤寒论 262 条：“伤寒瘀热在里，身必黄，麻黄连翘赤小豆汤主之。”舌苔黄腻也归属于“身黄”的范畴，故选此方，一诊开方 3 剂，服后痊愈。

七、咳嗽麻黄连翘赤小豆汤合麦门冬汤医案

程某，男，50 岁。

【初诊】2024 年 3 月 30 日。

【主诉】咳嗽。

【刻下症】嗓子痒，闻到烟味咳嗽加重，下午咳嗽加重，怕热，出汗多。舌质红，苔腻有裂纹，脉滑有力。

【处方】麻黄连翘赤小豆汤合麦门冬汤合宣白承气汤合半夏厚朴汤。

麻黄 3g	连翘 15g	赤小豆 30g	桑白皮 30g
大枣 30g	炒杏仁 6g	甘草 6g	麦冬 63g
党参 6g	姜半夏 9g	山药 30g	大黄 1g
石膏 30g	瓜蒌皮 15g	厚朴 9g	苏叶 6g

中药 7 剂，日一剂，水煎服，早晚饭后温服。

【二诊】吃药第 4 天咳嗽基本消失，效不更方，一诊方继续服用 7 剂，服法如前。

病案分析

1. 咳嗽，舌红苔腻，脉有力，麻黄连翘赤小豆汤。
2. 舌红有裂纹，肺阴不足，麦门冬汤。
3. 下午咳嗽加重，阳明病，用宣白承气汤清热宣肺化痰。
4. 闻到烟味咳嗽加重，半夏厚朴汤。

第八章

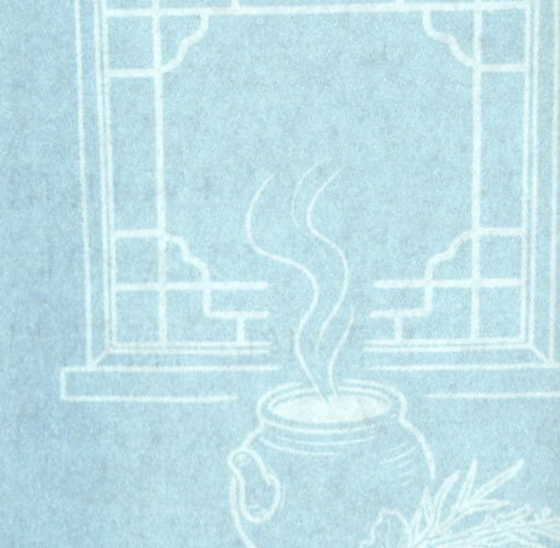

妇科病专题

一、月经量多医案

谢某，女，49岁，郑州人。

【初诊】2023年7月22日。

【主诉】月经量多六年余。

【刻下症】月经过多，无痛经，有血块，面色萎黄，时有头晕，脚凉，心烦，嘴唇干，出汗少，口不苦，想吃凉东西；纳可，眠差，二便正常。舌质淡胖，边有齿痕，脉无力。既往有子宫肌瘤病史。

病脉证治诊断如下：

【病】妇人杂病。

【脉】脉无力。

【证】嘴唇干。

【治】温经汤。

吴茱萸 3g	川芎 6g	桂枝 6g	党参 6g
当归 6g	阿胶 6g	白芍 6g	麦冬 45g
姜半夏 6g	丹皮 6g	甘草 6g	生姜 6 片

中药5剂，日一剂，水煎服，早晚饭后温服。

【二诊】2023年8月19日。

末次月经8月1日，月经第2天时，月经量较前明显减少。舌质淡有齿痕。

同时配合中成药补中益气丸、人参健脾丸一起服用。效不更方，7剂，服法如前。

病案分析

患者月经量多数年，同时嘴唇干燥，这是典型的温经汤证。《金匮要略·妇人杂病脉证治第二十二篇》原文“问曰：妇人年五十所，病下利数十日不止，暮即发热，少腹里急，腹满，手掌烦热，唇口干燥，何也？师曰：此病属带下。何以故？曾经半产，瘀血在少腹不去。何以知之？其证唇口干燥，故知之。当以温经汤主之。”点出了手心热和唇口干燥是温经汤的特异性用药指征，且方后注中写道“亦主妇人少腹寒，久不受胎，兼取崩中去血，及月水来过多，及至期不来。”患者正好是月水来过多的情况，故初诊方处以温经汤原方5剂；二诊时主诉吃药后第一次月经第二天量较前明显减少，疗效明显，效不更方，原方7剂，因有齿痕舌有气虚因素，配合中成药补中益气丸和人参健脾丸一起按说明服用。

二、痛经医案

薛某，女，17岁。

【初诊】2023年7月22日。

【主诉】痛经3年余。

【刻下症】月经第一天、第二天小腹疼痛，伴有恶心呕吐，疼痛严重时伴有肛门下坠感，平时怕冷，体型瘦，手脚凉，出汗少，口唇干，晨起头晕，食欲不好，想吃凉东西，但吃完凉东西胃难受，多梦，二便正常。舌质淡边齿痕，苔薄，脉无力。腹诊：无压痛。

病脉证治诊断如下：

【病】虚劳病。

【脉】脉无力。

【证】肛门下坠感（相当于里急）、口唇干。

【治】小建中汤。

【处方】黄芪当归建中汤合温经汤。

当归 9g	黄芪 30g	桂枝 9g	白芍 18g
炙甘草 6g	大枣 30g	饴糖 30g	吴茱萸 3g
川芎 6g	党参 6g	阿胶 6g	麦冬 45g
姜半夏 6g	丹皮 6g	生姜 6 片	

中药 15 剂，日一剂，水煎服，早晚饭后温服。

【二诊】2023 年 8 月 12 日。

末次月经：8 月 11 日，经期小腹无疼痛，无恶心呕吐，月经量少。舌质淡，边齿痕，苔薄。一诊方不变，继服 15 剂，服法如前。

病案分析

患者以痛经为主诉，月经问题首先考虑金匮妇人三篇的处方，嘴唇干，典型的温经汤证；从伤寒病病脉证治的角度看，患者脉无力，三阴病，吃凉的难受但是想吃凉的，这是太阴病虚热证白芍剂证，痛经严重时伴有肛门的下坠感，在经方里，肛门下坠感属于里急后重，白芍剂里能治疗里急的是小建中汤，《金匮要略》原文："虚劳里急，悸，衄，腹中痛，梦失精，四肢酸疼，手足烦热，咽干口燥，小建中汤主之。"并且小建中汤也能治疗"腹中痛"，同时因患者脉无力，手脚凉，血虚加当归，舌边有齿痕，气虚加黄芪，最后处方黄芪当归建中汤合温经汤，一诊开方 15 剂。二诊疼痛消失，疗效明显，效不更方，巩固疗效，女性月经问题，通常需要调治三个月经周期。

三、更年期综合征医案

蔡某，女，51 岁。

【初诊】2023 年 12 月 9 日。

【主诉】更年期综合征，阵发性烘热汗出，浑身发热，头痛，眼睛胀，乏力，关节疼痛，纳可，眠可，二便正常，舌质淡，舌苔腻，脉无力。

【诊断】更年期综合征。

【处方】更年期大合方加桑叶 30g、薏苡仁 30g。

仙茅 9g	淫羊藿 9g	巴戟天 9g	当归 9g
黄柏 6g	知母 6g	柴胡 24g	姜半夏 6g
桂枝 6g	茯苓 6g	牡蛎 30g	党参 6g
黄芩 9g	大黄 1g	炙甘草 6g	大枣 30g
淮小麦 100g	白薇 3g	滑石 30g	炒酸枣仁 10g
川芎 6g	生地 15g	百合 30g	桑叶 30g
薏苡仁 30g	生龙骨 30g		

中药 7 剂，日一剂，水煎服，早晚饭后温服。

【二诊】2023 年 12 月 16 日。

出汗明显减少，白天基本不出汗，眼睛酸胀，流眼泪。上方加女贞子 15g、墨旱莲 15g

中药 7 剂，服法如前。

病案分析

更年期综合征的诊断标准是身上忽然一阵潮热，脸红出汗或者身上忽然一阵燥热但不出汗。不能把出现更年期综合征的女性的年龄局限在五十岁左右，有些女性四十岁左右闭经后，有些女性做了子宫切除术后出现了上述症状，同样也是更年期综合征。临床见过 30 多岁的，也见过 75 岁还有更年期综合征的。更年期综合征不能叫作病，是身体步入老年期的一个表现，但根据临床统计有 42% 的女性不能平稳地度过更年期，需要药物干预。张庆军老师用了几个经方的合方来治疗更年期综合征，有效率在 90% 以上，这个大合方是由柴胡加龙骨牡蛎汤、二仙汤、甘麦大枣汤、酸枣仁汤等组成的。

加减法：

如果舌红有裂纹，党参换成西洋参；舌质淡，苔薄白，党参换成人参；

如果特别爱哭，淮小麦加大到 200g；

如果心慌严重，加大桂枝量 18 ~ 50g；

如果大便正常，或者大便次数多，大黄减量用1g或者0.5g，大便干的剂量可以用3g，6g，8g，看便秘严重程度随证加减。

四、产后头皮疼痛医案

张某，女，33岁。

【初诊】2024年3月10日

【主诉】产后50天，20天前按摩后头皮疼痛，背部发凉，怕风怕冷，爱出汗，口苦，心情不好，口干，手脚发热，四肢不凉，胃不胀，食欲差。舌质淡，苔白厚腻，脉有力。

伤寒病病脉证治诊断如下：

【病】太阳少阳合病。

【脉】脉有力。

【证】怕风怕冷爱出汗，口苦，食欲差。

【治】柴胡桂枝汤加薏苡仁。

柴胡 24g	黄芩 9g	党参 6g	姜半夏 9g
炙甘草 6g	大枣 10g	生姜 3片	桂枝 9g
白芍 9g	薏苡仁 30g		

中药5剂，日一剂，水煎服，早晚饭后温服。

【二诊】2024年3月16日。

头皮疼痛减轻，背部发凉减轻，怕冷减轻，吃饭较前好转，一诊方不变，继服5剂，服法如前。

【三诊】2024年3月30日。

头皮疼痛消失，背部发凉消失，怕冷明显好转，心情好，吃饭好。又吃五剂巩固。

病案分析

1. 口苦，心情不好，食欲差，脉有力，少阳病，小柴胡汤。

伤寒论【原文 96 条】：“伤寒五六日，中风，往来寒热，胸胁苦满，默默不欲饮食，心烦喜呕，或胸中烦而不呕，或渴，或腹中痛，或胁下痞硬，或心下悸，小便不利，或不渴，身有微热，或咳者，小柴胡汤主之。”

2. 背部发凉，怕风怕冷，桂枝汤。

《金匮要略》【原文】：“妇人产后病，产后风，续之数十日不解，头微痛，恶寒，时时有热，心下闷，干呕汗出，虽久，阳旦证续在耳，可与阳旦汤。即桂枝汤。”

金匮病病脉证治：

【病】产后病。

【脉】脉有力。

【证】四肢烦热，头疼。

【治】小柴胡汤。

金匮病病脉证治：

【病】产后病。

【脉】脉有力。

【证】恶寒，头微痛。

【治】桂枝汤。

病案分析

患者产后出现的疾病，首先考虑产后病处方。在《金匮要略》产后病病脉证治第二十一提到：“附方《千金》三物黄芩汤：治妇人在草褥，自发露得风，四肢苦烦热，头痛者与小柴胡汤，头不痛但烦者，此汤主之。”患者手脚发热，类似于四肢苦烦热，同时伴有头疼，这是产后病的小柴胡汤证；患者脉有力，三阳病，无口苦大便问题排除少阳病阳明病，怕冷怕风是太阳病，出汗多为桂枝汤证，舌苔厚腻加薏苡仁，故一诊处方柴胡桂枝汤加薏苡仁，5 剂；二诊头疼减轻，背部发凉，怕冷减轻，吃饭也较前好转，效不更方，5 剂。

五、崩漏医案

周某，女，47 岁。

【初诊】2024 年 5 月 18 日

【主诉】月经淋漓不尽 3 个月。阳后出现月经淋漓不尽，找过很多医生看过，效果不好，舌红苔腻，脉有力。5 月 18 日慕名而来找我看病。

金匮病病脉证治诊断如下：

【病】狐惑阴阳毒病。

【脉】（不需要）

【证】阳后后遗症。

【治】甘草泻心汤合升麻鳖甲汤。

姜半夏 9g	黄芩 9g	黄连 3g	干姜 3g
党参 6g	炙甘草 12g	大枣 9g	升麻 9g
当归 9g	鳖甲 15g		

中药 7 剂，日一剂，水煎服，早晚饭后温服。

【二诊】2024 年 5 月 25 日。

吃药第 3 天，血止，嘱患者再继续服用 14 天后停服。

中药 14 剂，服法如前。

病案分析

阳后出现的月经淋漓不尽，需要解毒，服药后血止，诊断明确，效如桴鼓。

患者阳了后出现的各种症状，首选处方甘草泻心汤合升麻鳖甲汤（去雄黄、蜀椒），这是张庆军老师总结的经验，用于治疗阳了以后或传染病后遗症，有效率很高。《金匮要略》百合狐惑阴阳毒病脉证治第三提到："狐惑之为病，状如伤寒……"是说症状表现像伤寒，但实际上它不是伤寒，它是在伤寒（感冒）情况下症状加重，辨为狐惑病，处以甘草泻心汤合升麻鳖甲汤是为了解毒。"阳毒之为病，面赤斑斑如锦纹，咽喉痛，唾脓血。五日可治，七日不可治。升麻鳖甲汤主之。”一诊开方7剂；二诊时说喝到第三天出血即停止，疗效明显，效不更方，续服14剂巩固疗效。

注意：应用时只加当归、升麻、鳖甲，绝大部分情况下不用雄黄。

六、多囊卵巢综合征医案

某女，28岁。

【主诉】多囊卵巢综合征。

【刻下症】闭经8个月，心烦，胆小。脉有力，舌上有唾液线。

【诊断】心烦胆小，这是柴龙牡综合征。舌上有唾液线是温胆汤证。

【处方】柴龙牡合温胆汤。

【效果】7天之后例假来了，坚持服用35剂之后检查正常了，多囊治愈了。

病案分析

多囊是妇科里面常见病。这个病人闭经8个月，心烦胆小，脉有力。对于心烦胆小综合征，我们用柴胡加龙骨牡蛎汤；对于舌头上的唾液线，用温胆汤。七天以后例假就来了。这个多囊的病人焦虑不焦虑呢？肯定焦虑，越长越胖，喝水都长肉，你说她心里烦不烦？

根据病脉证治的应用方法，忘记西医的病名，忘记病人的检查结果，忘记病人的无效症状。只要这个病人同时有心烦、胆小，前边可以加上任意的西医病名和任意的症状，治疗都是用柴胡加龙骨牡蛎汤。

以前我治过北京的一个病人，除了心烦胆小之外，每天大便七八次，大便稀。刚开始因为考虑到他大便次数多、大便稀，没有用柴龙牡，效果就不好，后来就改用柴胡加龙骨牡蛎汤，吃了三天就好了，大便也变成每天一两次，并没有出现大便次数更多的情况。这就是病脉证治的魅力。你看我天天推广病脉证治，自己有时候碰到病例也会被误导，后来只要是心烦胆小综合征，我就用柴胡加龙骨牡蛎汤，屡治屡效。

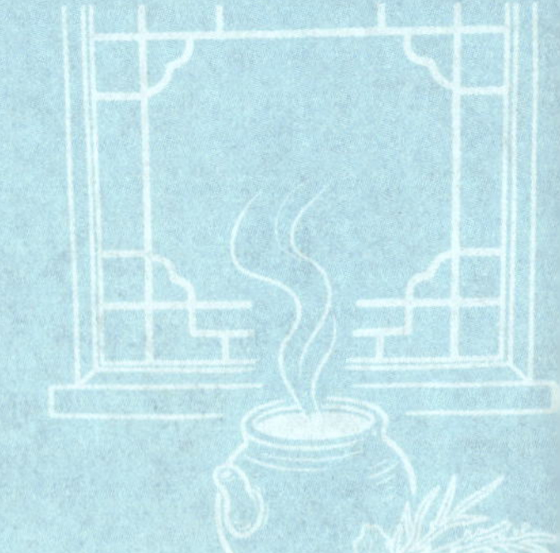

第九章

消化系统疾病专题

一、胃溃疡医案

符某，女，46岁，周口太康人。

【初诊】2023年7月23日。

【主诉】胃溃疡，食道糜烂。

【刻下症】胃胀痛，时有烧心泛酸，食道烧灼感，小便灼热不适，寒热可，出汗正常，时有口苦，纳可，眠可，大便干，有颈椎病病史，舌质红，舌苔水滑，脉有力。

【诊断】胃溃疡，食道糜烂。

【处方】大柴胡合猪苓汤加白头翁9g。

柴胡24g	黄芩9g	姜半夏9g	白芍9g
炒枳实9g	大黄3g	生姜9片	大枣10g
猪苓9g	茯苓9g	泽泻9g	滑石9g
阿胶6g	白头翁9g		

中药7剂，日一剂，水煎服，早晚饭后温服。

【二诊】2023年7月30日。

胃胀痛减轻，烧心泛酸减轻，小便灼热减轻，口苦消失，大便正常，每日一次。一诊方加郁金。

柴胡 24g	黄芩 9g	姜半夏 9g	白芍 9g
炒枳实 9g	大黄 3g	生姜 9 片	大枣 10g
猪苓 9g	茯苓 9g	泽泻 9g	滑石 9g
阿胶 6g	白头翁 9g	郁金 9g	

中药 14 剂，服法如前。

【三诊】2023 年 8 月 13 日。

胃胀痛消失，烧心泛酸消失，二便正常，病愈。

病案分析

患者以胃胀痛为主诉，脉有力为三阳病，口苦为少阳病，大便干脉有力，阳明病大黄剂证，少阳阳明合病选方大柴胡汤，103 条“太阳病，过经十余日，反二、三下之。后四、五日，柴胡证仍在者，先与小柴胡。呕不止、心下急、郁郁微烦者，为未解也，与大柴胡汤下之则愈。”患者时有反酸可以看成呕不止的轻症，同时大柴胡汤也可以治疗胃胀痛，故选此方；舌苔水滑，水分证，舌质红，这是热水，有泌尿系统感染，选方猪苓汤；小便有灼热感加白头翁 9g，最后处方大柴胡汤合猪苓汤加白头翁 9g，一诊开方 7 剂；二诊口苦消失，胃胀痛减轻，烧心反酸和小便灼热减轻，大便正常了，疗效明显，效不更方，14 剂；三诊病愈，未开方。

二、糜烂性胃炎医案

彭某，男，45 岁。

【初诊】2023 年 9 月 30 日。

【主诉】糜烂性胃炎。

【刻下症】胃胀，反流，舌头发木，口苦，右胁下胀，大便不成形，舌质淡，舌尖红，舌苔腻，脉无力。

【诊断】糜烂性胃炎。

【处方】半夏泻心汤加紫苏子。

黄芩 9g	黄连 3g	干姜 9g	姜半夏 9g
炙甘草 6g	人参 6g	大枣 15g	紫苏子 9g

中药7剂。日一剂，水煎服，早晚饭后温服。

【二诊】10月21日。

舌头木好转，口苦消失，胁下胀消失，大便好转。一诊方不变，继续服用7剂，服法如前。

病案分析

口苦，右胁下胀，应该用柴胡剂，但患者有反流性胃炎，考虑从中焦治疗，辨为寒热错杂的痞证，方用半夏泻心汤。

149原文："伤寒五六日，呕而发热者，柴胡汤证具，而以他药下之，柴胡证仍在者，复与柴胡汤。此虽已下之，不为逆，必蒸蒸而振，却发热汗出而解。若心下满而硬痛者，此为结胸也，大陷胸汤主之。但满而不痛者，此为痞，柴胡不中与之，宜半夏泻心汤。"

三、胃痛医案

杜某，女，60岁。

【初诊】2023年3月5日。

【主诉】胃痛3个月。

【刻下症】服用生冷东西胃痛加重，吃饭可，睡眠可，二便正常，舌质淡，苔薄，脉无力。

【诊断】胃痛。

【处方】四合汤。

高良姜 9g	醋香附 9g	百合 30g	砂仁 9g（后下）
丹参 9g	檀香 6g	乌药 6g	炒蒲黄 9g（包煎）
醋五灵脂 9g			

中药 6 剂，日一剂，水煎服，早晚饭后温服。

【二诊】2023 年 3 月 11 日。

胃痛消失，交代患者平时不吃冷饮。

病案分析

根据焦树德经验，顽固性胃痛，常见三合汤、四合汤证型。良附丸，理气行滞。百合乌药散，行气解郁；丹参饮，活血祛瘀，通经止痛；失笑散，蒲黄活血散瘀，五灵脂行血止痛。四方合用，既有气药，又有血药，对久治不愈的胃脘痛，能发挥特有的效果。

四、胃痛医案

刘某，女，63 岁，宁夏人。

【初诊】2024 年 6 月 15 日。

【主诉】胃痛，胃胀。

【刻下症】怕冷，出汗少，无口苦，时有心烦，大便正常，眠可，后背凉，舌质红，少苔。

【诊断】胃痛。

【处方】四合汤合益胃汤。

高良姜 3g	醋香附 3g	百合 30g	乌药 3g
檀香 3g	砂仁 3g	蒲黄 9g	五灵脂 9g
北沙参 15g	麦冬 25g	生地 15g	玉竹 20g
炒桃仁 9g			

中药7剂，日一剂，水煎服，早晚饭后温服。

【二诊】2024年6月29日。

胃痛、胃胀减轻，原方不变继续服用7剂，服法如前。

病案分析

1. 胃痛，后背凉，怕冷，出汗少，证属中焦寒凝气滞兼有瘀血者，用四合汤。

2. 舌质红，少苔，胃阴不足，用益胃汤滋阴养胃。

五、便秘医案

李某，女，68岁，郑州人。

【初诊】2023年12月2日。

【主诉】大便干结，2～3天一次。

【刻下症】排便困难，粪球样便，口干。胸口轻度发热多年，脚凉，纳可，眠可，舌红，中间苔微薄黄，有裂纹，脉无力。

【诊断】便秘。

【处方】增液汤加当归、火麻仁。

生地30g	麦冬30g	玄参30g	当归30g
炒火麻仁15g			

中药5剂，日一剂，水煎服，早晚饭后温服。

【二诊】2023年12月9日。

便秘好转，每天1次，排便顺畅，效不更方，继服7剂，服法如前。

病案分析

《温病条辨》所谓“水不足以行舟，而结粪不下者”，当增水行舟。本方所治大便秘结为热病耗损津液，阴亏液涸，不能濡润大肠，“无水舟停”所致。津液亏乏，不能上承，则口渴口干；舌红为阴虚内热之象；脉沉而无力者，主里主虚之候。治宜增液润燥、养阴，增液汤咸寒苦甘同用，旨在增水行舟，非属攻下，欲使其通便，必须重用。

脉无力，脚凉，血虚加当归补血通便，便结干燥加火麻仁，仁类药润肠。

六、胃胀医案

程某，女，48岁。

【初诊】2023年12月2日。

【主诉】胃胀，饭后加重。

【刻下症】吃饭不消化，大便不顺，排便费力，睡眠可，怕冷，出汗少，肚脐疼痛时出汗，无口苦口干，手脚不凉，吃凉东西不难受，舌质淡，舌苔腻，有唾液线。

【诊断】胃胀。

【处方】平胃散合温胆汤。

苍术 9g	厚朴 6g	陈皮 9g	炙甘草 6g
大枣 15g	姜半夏 9g	炒枳实 6g	竹茹 9g
茯苓 9g			

中药3剂，日一剂，水煎服，早晚饭后温服。

【二诊】2023年12月9日。

饭后胃胀减轻，大便正常，排便顺畅。一诊方继服5剂，服法如前。

病案分析

患者胃胀，舌苔白腻，为平胃散证。舌苔腻伴有唾液线，为温胆汤证。方证对应，合方效果良好。

患者以胃胀为主诉，舌质淡，舌苔腻，寒湿类型的胃胀，首选平胃散，饭后胃胀加重，食不运化，平胃散中有苍术健脾祛湿，陈皮兼有消食之功，故用原方不加减；舌上有唾液线，温胆汤。最后处方平胃散合温胆汤，一诊开方3剂；二诊胃胀减轻，效不更方，续服5剂。

七、胃痞医案

樊某，男，27岁。

【初诊】2023年12月9日。

【主诉】胃脘满闷。

【刻下症】时有胃胀，吃饭多了上不来气，拉肚子，每天3次，不能吃凉东西，眠可，舌质淡，舌尖红，舌苔腻，脉有力。

【诊断】胃痞。

【处方】半夏泻心汤。

姜半夏 9g	黄芩 9g	干姜 3g	黄连 3g
炙甘草 6g	大枣 30g	西洋参 6g	

中药7剂。日一剂，水煎服，早晚饭后温服。

【二诊】2023年12月16日。

拉肚子消失，大便每天1次，吃多了上不来气减轻，舌尖红，舌苔腻。一诊方继服7剂，服法如前。

病案分析

胃脘满闷，诊断为痞症。舌质淡，舌尖红，舌苔腻，脉有力，吃凉的难受的干姜剂证，用半夏泻心汤。“但满不痛者，此为痞，宜半夏泻心汤”。

八、慢性萎缩性胃炎医案

【主诉】胃脘疼痛，胃胀，泛酸烧心，口干，无口苦，眠可，二便正常，舌尖红，舌苔腻，中间有裂纹。胃镜检查：慢性萎缩性胃炎伴糜烂。

【诊断】痞证。

【处方】半夏泻心汤加百合。

姜半夏 9g	黄芩 9g	干姜 3g	黄连 3g
炙甘草 6g	大枣 30g	西洋参 6g	百合 30g

中药 7 剂。日一剂，水煎服，早晚饭后温服。

【二诊】2023 年 12 月 16 日。

胃痛消失，烧心减轻，口干减轻。一诊方不变，继服 7 剂，服法如前。

病案分析

胃胀，舌质淡，舌尖红，舌苔腻，诊断为痞症，不能吃凉的干姜剂证，用半夏泻心汤。舌中间有裂纹加百合养阴。方证对应，效果显著。

九、肠系膜淋巴结炎医案

宋某，男，9 岁，郑州人。

【初诊】2024 年 1 月 20 日。

【主诉】肠系膜淋巴结炎，肠胃不好，肚脐周围痛。

【处方】小柴胡汤合小建中汤加生石膏。

北柴胡 12g	黄芩片 6g	党参片 6g	姜半夏 6g
炙甘草 6g	大枣 30g	桂枝 9g	炒白芍 12g
饴糖 30g	生石膏 20g	生姜 6 片	

中药 7 剂。日一剂，水煎服，早晚饭后温服。

【二诊】2024年3月2日。

脐周不痛了，偶有恶心，咳嗽；眠差，上次处方加炒山楂9g、炒麦芽9g、炒神曲9g、天葵子2g、甜叶菊2g、新会陈皮2g。

北柴胡12g	黄芩片6g	党参片6g	姜半夏6g
炙甘草6g	大枣30g	桂枝9g	炒白芍12g
饴糖30g	生石膏20g	天葵子2g	新会陈皮2g
焦山楂9g	麸炒神曲9g	炒麦芽9g	生姜6片
甜叶菊2g			

中药7剂，服法如前。

病案分析

张老师治疗小儿肠系膜淋巴结炎的经验方为小柴胡汤合小建中汤加生石膏。

淋巴结发炎属于少阳病，选小柴胡汤；小建中汤主治腹痛，小儿肠系膜淋巴结炎这个类型最多见。

十、慢性浅表性胃炎医案

某女，37岁，慢性浅表性胃炎七八年了。

【主诉】平时怕冷，不出汗，不能吃凉东西，吃了凉东西就会拉肚子，口不苦，大小便正常，脉有力。

伤寒病病脉证治：

【病】太阳病。

【脉】脉有力。

【证】怕冷，不出汗，吃了凉东西拉肚子。

【治】小青龙汤。

麻黄6g	白芍9g	干姜9g	桂枝9g
细辛3g	五味子6g	姜半夏9g	甘草9g

七剂之后症状消失，又吃半个月巩固。七八年的胃病就这样治愈了。

病案分析

【40条】“伤寒表不解，心下有水气，干呕，发热而咳，或渴，或利，或噎，或小便不利，少腹满，或喘者，小青龙汤主之。”

麻黄剂证特点是：

1. 不出汗；

2. 患病部位不出汗；

3. 病人出汗后病情减轻或消失，感觉舒服。

这个女患者37岁，平时怕冷，不出汗，还不能吃凉东西，吃了凉东西就会拉肚子，或者肚子疼。脉有力，三阳病；口不苦，排除少阳病；大小便正常，排除阳明病；怕冷，这是一个太阳病，不出汗，用麻黄剂；吃了凉东西难受，干姜剂。处方：小青龙汤。患者吃了七副药后症状消失，又吃了半个月来巩固疗效，七八年的胃病就这样治愈了。

在胃病里这个类型很常见。首先很多胃病患者不能吃凉的，吃了凉东西就难受；其次怕冷，基本上病就定了。

如果患者脉无力，就必须得加附子理中汤，加附子理中汤的时候大家记住把半夏换掉，因为附子反半夏，换成制南星，不要用胆南星，胆南星是胆汁泡制的，非常的腥且苦，好多人吃了难受。实践证明，用制南星代替姜半夏效果一样，疗效不受任何影响。主要规避和附子相反这个事。如果要加附子，开处方的时候一定要写上“先煎”。

胃病临床很常见，三分治，七分养。一个胃病要想彻底治好，需要半年的时间，但患者一般吃一个月药，症状就消失了，但要想彻底恢复必须得半年时间，需要注意规律饮食、清淡饮食，不要吃得太饱，也不要太饿，半年以后就除根了，主要是靠保养。

另外，治胃病的诀窍是什么呢？剂量要小。大家来看看李东垣的《脾胃论》，李东垣很多治脾胃病的方，一付药的总剂量一般不超过15g，而我们开的一味药可能就超过15g了。到底是谁水平更高？肯定李东垣水平高。所以我现在治胃病一般都喜欢推荐中成药。中成药的剂量不会超过15g的，所以往往治胃病用中成药效果好。另外，治胃病还可以采用一种方法：熬的第一遍药汤不喝，让患者倒了，甚至第二遍也不喝，喝第三遍、第四遍熬出来的药，这样药的含量就很小了，味道就淡了。但这种方法在现实中很难实施，也不容易给患者解释清楚。本来熬两遍就行了，现在熬三四遍，还让患者把第一遍、第二遍熬的药都倒了，他根本没法理解。

治胃病就这些技巧：第一，注意解表；第二，剂量要小；第三，吃中成药。

患者不出汗，是麻黄剂证。出不出汗，需要问病人，问的时候要这样问：夏天的时候你和别人相比，你出汗多还是少。有的患者会告诉你明显的出汗少，要让患者做一个对比；另外患者出汗以后病情减轻或者病情消失，感觉舒服，也是麻黄剂证。

胃病是临床常见病，最容易忽略的类型是小青龙汤证。

西医治疗胃病一般用四联疗法杀幽门螺杆菌；而中医治胃病，不搞经方的一般用瓦楞子；找到中医也不见得用经方，找到经方也不见得用小青龙汤；所以这些患者本来是一个很简单的病，但就是到处跑都治不好。

十一、幽门螺杆菌转阴医案

某女，40岁，慢性胃炎。

【主诉】吃了辣的难受，吃了凉的也难受，平时胃胀，有口臭，检查幽门螺杆菌阳性。

伤寒论病脉证治：

【病】痞证。

【脉】无需脉诊结果。

【证】吃了辣的难受，吃了凉的也难受，胃胀，幽门螺杆菌阳性。

【治】生姜泻心汤加蒲公英。

生姜 12g	炙甘草 9g	人参 9g	干姜 3g
黄芩 9g	姜半夏 9g	黄连 3g	大枣 9个
蒲公英 20g			

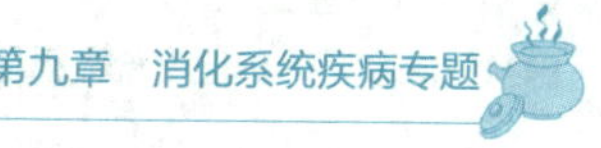

七剂之后，胃胀消失，口臭消失。半个月后化验，幽门螺杆菌阴性。

蒲公英是治疗幽门螺杆菌的特效药。

病案分析

【157 条】“伤寒汗出解之后，胃中不和，心下痞硬，干噫食臭，胁下有水气，腹中雷鸣下利者，生姜泻心汤主之。”

这个女患者 40 岁，慢性胃炎，吃辣的难受，吃凉的也难受，寒热错杂。平时胃胀，有口臭，检查幽门螺杆菌阳性，这样的患者多不多？太多了，去医院会推荐他们吃四联疗法。有的人吃了有效，更多的人吃了胃难受。

西医也推荐这个患者用四联疗法，但患者本身就有胃病，四联疗法又刺激胃，患者根本就受不了，受不了怎么办？找中医。生姜泻心汤加蒲公英。大家记住蒲公英这味药就行了，蒲公英有个优点，不刺激胃，用 15g、20g 或 25g，患者吃了不难受，非常平和，而且效果很有把握，一般半个月，幽门螺杆菌就可以转阴了。

十二、肝硬化腹水医案

某男，64 岁，山东人。

【初诊】2024 年 5 月 25 日。

【主诉】肝硬化腹水。

【刻下症】小便不利，面色发黑，怕热，出汗多，口苦，大便干，脉有力。

伤寒病病脉证治诊断如下：

【病】少阳病，阳明病。

【脉】脉有力。

【证】口苦，大便干，怕热。

【治】大柴胡汤合白虎汤。

【处方】大柴胡汤合白虎汤合桂枝茯苓丸加益母草 30g、薏苡仁 30g，中成药金匮肾气丸。

北柴胡 40g	黄芩 15g	姜半夏 15g	炒枳实 15g
大黄 2g	生石膏 40g	益母草 30g	知母 16g
白芍 15g	薏苡仁 30g	大枣 30g	姜厚朴 40g
桂枝 9g	茯苓 9g	炒山桃仁 9g	牡丹皮 9g
生姜 6 片			

中药 14 剂，日一剂，水煎服，早晚饭后温服。

【二诊】2024 年 6 月 15 日。

腹水消失，脾大。一诊方加合欢皮 30g、白蒺藜 30g、玉米须 30g。

14 剂，服法如前。

病案分析

肝硬化腹水，不怕冷，口苦，大便干，怕热，爱出汗，脉有力。

脉有力，口苦，大便干，用大柴胡汤，常规合上桂枝茯苓丸；张老师治疗肝硬化腹水的经验在病脉证治处方的基础上合上金匮肾气丸。

二诊患者说脾大，借鉴祝湛予治疗脾大的经验，在初诊的处方加上合欢皮、白蒺藜。

十三、肝硬化腹水病案

某男，44 岁。

【主诉】肝硬化腹水，自述腹胀难以忍受，大便干，三到五天一次。心口处按之疼痛明显，而且发胀，脉有力。

金匮病病脉证治：

【病】腹满病。

【脉】脉有力。

【证】心口按之满痛，大便干。

【治】大柴胡汤合大承气汤合桂枝茯苓丸。

柴胡 24g	黄芩 9g	炙甘草 3g	生姜 9g
炒枳实 9g	姜半夏 9g	生白芍 9g	大黄 3g
厚朴 9g	芒硝 6g	桂枝 9g	茯苓 9g
丹皮 9g	桃仁 9g		

七剂之后腹水减少，腹胀减轻，大便已通，继续服用 60 剂，腹水消失，腹胀消失，改为硝石矾石散治疗肝硬化。

病案分析

本病例为一个肝硬化腹水的病案。如果你遇到肝硬化腹水的患者，他的第一句主诉就是，肚子胀得太难受了，患者的痛苦来自于腹胀。第二句会跟你说要是能放个屁就好了。什么病？大承气汤证。这些患者你一见就知道了，用大柴胡汤合大承气汤合桂枝茯苓丸。7 付之后腹水开始减少，腹胀开始减轻，大便通畅之后继续服用 60 付，腹水消失。腹胀消失后改为硝石矾石散治疗。

十四、儿童便秘医案

武某，男，8 岁。

【初诊】2023 年 7 月 29 日。

【主诉】便秘。

【刻下症】大便 3～4 天一次，有积食，身体偏瘦小，四肢凉，伴有心烦急躁，有虫斑；舌尖红点，舌苔厚腻，脉有力。

【诊断】便秘。

【处方】四逆散加全瓜蒌合新加升降散。

柴胡 9g	白芍 9g	炒枳实 9g	炙甘草 9g
瓜蒌 30g	僵蚕 9g	蝉蜕 6g	大黄 1g
姜黄 9g	栀子 12g	连翘 15g	薄荷 4g（后下）

【二诊】2023年9月30日。

服用上次中药后，大便正常，每天一次，近几天大便稍有干燥，1～2天一次，舌质红点，舌苔腻。上方处方不变，加服中成药保和颗粒。

柴胡 9g	白芍 9g	炒枳实 9g	炙甘草 9g
瓜蒌 30g	僵蚕 9g	蝉蜕 6g	大黄 1g
姜黄 9g	栀子 12g	连翘 15g	薄荷 4g（后下）

病案分析

1. 四肢凉，脉有力，四逆散。

2. 大剂量全瓜蒌治疗便秘效果优良，且没有芒硝、大黄的副作用，安全有效。

3. 初诊，舌尖红点，为新加升降散证，合方用之。

4. 舌苔厚腻，有食积，加服保和颗粒。

第十章

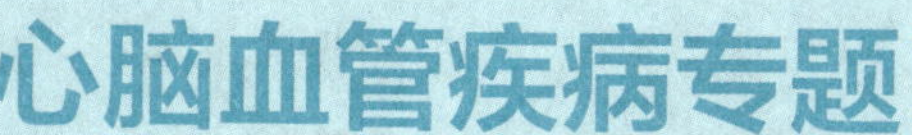

心脑血管疾病专题

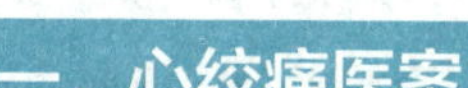

一、心绞痛医案

张某，男，54 岁。

【初诊】2023 年 10 月 8 日。

【主诉】胸前区刺痛。

【刻下症】发作时伴有胸前区隐痛不适，几秒钟疼痛消失，左侧胸闷气短，右肩胛、后背发紧，胃脘不适，胃胀，红斑性胃炎；吃东西不消化，舌质红，苔腻，舌上有唾液线；有饮酒史。

【诊断】胸痹。

【处方】瓜蒌薤白半夏汤合温胆汤合保和汤。

瓜蒌 30g	薤白 9g	姜半夏 9g	炒枳实 6g
竹茹 9g	陈皮 6g	茯苓 9g	炙甘草 6g
炒山楂 18g	炒麦芽 15g	炒神曲 15g	炒莱菔子 15g
连翘 9g	炒芥子 9g	炒紫苏子 9g	

中药 7 剂，日一剂，水煎服，早晚饭后温服。

【二诊】10 月 14 日。

胃胀好转，心绞痛未发作，右肩胛发紧消失，左胸闷消失。一诊方加丹参、乌药、香附、薏苡仁。

瓜蒌 30g	薤白 9g	姜半夏 9g	炒枳实 6g
竹茹 9g	陈皮 6g	茯苓 9g	炙甘草 6g
炒山楂 18g	炒麦芽 15g	炒神曲 15g	炒莱菔子 15g
连翘 9g	炒芥子 9g	炒紫苏子 9g	丹参 9g
乌药 2g	香附 2g	薏苡仁 30g	

中药 7 剂。服法如前。

病案分析

根据“胸前区刺痛、左胸闷气短、右肩胛后背发紧”，诊断为胸痹病，“胸痹不得卧，心痛彻背者，瓜蒌薤白半夏汤主之”；舌上有唾液线，温胆汤；胃胀胃脘不适，苔腻，合用保和丸。方证对应，效果良好。二诊合用乌药香附理气，丹参化瘀，薏苡仁化痰。

二、心脏早搏医案

李某，男，72 岁。

【初诊】2023 年 11 月 25 日。

【主诉】心脏早搏。

【刻下症】患者心慌，乏力，焦虑，睡眠差，服阿普唑仑半片，舌质淡，结代脉。

【诊断】心脏早搏。

【处方】炙甘草汤。

炙甘草 45g	桂枝 9g	人参 6g	生地 30g
阿胶 6g	麦冬 45g	火麻仁 6g	大枣 30g

中药 7 剂，日一剂，黄酒半瓶，水 800ml 煎服，早晚饭后温服。

【二诊】12 月 2 日。

心慌减轻，效果非常好，乏力。一诊方合三仙汤。

炙甘草 45g	桂枝 9g	人参 6g	生地 30g
阿胶 6g	麦冬 45g	火麻仁 6g	大枣 30g
仙茅 9g	仙灵脾 15g	仙鹤草 30g	

中药 7 剂，服法如前。

病案分析

《伤寒论》177 条原文："伤寒，脉结代，心动悸，炙甘草汤主之。"心律不齐，心慌，乏力，为炙甘草汤证。

二诊合用三仙汤，治疗乏力。

三、心慌怕冷医案

薛某，男，36 岁。

【初诊】2024 年 3 月 23 日

【主诉】心慌、怕冷。

【刻下症】患者出汗多，2023 年夏天跑外卖大量出汗后，心慌严重，头昏沉，冬天睡觉需要戴帽子，肩部不舒服，喜欢喝热水，吃烫饭，无口苦口干，口不渴，手脚不凉，纳可，眠可，大便溏。舌质淡，有齿痕，脉无力。

【病】太阳病。

【脉】脉有力。

【证】心慌怕冷，出汗多，肩部不舒服，喜欢喝热水。

【治】桂枝加附子汤合三仙汤。

桂枝 9g	白芍 9g	炙甘草 6g	大枣 30g
生姜 3 片	仙鹤草 30g	仙茅 9g	淫羊藿 15g
黑顺片 9g（先煮）			

中药 7 剂，日一剂，水煎服，早晚饭后温服。

【二诊】2024 年 4 月 6 日。

心慌好多了，怕冷减轻，一诊方合生脉饮。

桂枝 9g	白芍 9g	炙甘草 6g	大枣 30g
生姜 3 片	仙茅 9g	淫羊藿 15g	黑顺片 9g（先煮）
仙鹤草 30g	人参 6g	麦冬 15g	五味子 6g

中药 7 剂，服法如前。

病案分析

《伤寒论》第 20 条："太阳病，发汗，遂漏不止，其人恶风，小便难，四肢微急，难以屈伸者，桂枝加附子汤主之。"

患者出大汗后病情加重，符合上述条文，效果好。

四、脑萎缩医案

赵某，女，83 岁。

【初诊】2024 年 3 月 16 日。

【主诉】脑萎缩，记忆力差。

【刻下症】患者容易忘事，头晕、失眠、多梦，反应迟钝，纳可，二便正常。舌质淡，有齿痕，苔薄，脉无力。

【处方】补阳还五汤加陈皮，中成药孔圣枕中丸。

黄芪 80g	当归 6g	川芎 2g	赤芍 2g
地龙 2g	桃仁 2g	红花 2g	陈皮 2g

中药 7 剂，日一剂，水煎服，早晚饭后温服。

【二诊】2024 年 4 月 20 日。

记忆力好转，反应较前迅速，睡眠很好，一诊方继续服用 7 剂。黄芪剂量调整到 120g，服法如前。

病案分析

1. 脑萎缩最主要原因是脑部长期缺血。

2. 患者表现为健忘，记忆力差，行为迟钝，舌质淡，脉无力。方用补阳还五汤补气，活血化瘀，通经络，气血充足，症状得以改善。

3. 病人服用的是中成药孔圣枕中丹，这个药治疗记忆力下降效果很好。

五、冠心病医案

滕某，女，83 岁。

【初诊】2024 年 5 月 11 日。

【主诉】胸痛。

【刻下症】患者晨起胸痛加重，活动后加重，休息缓解，吃速效救心丸缓解，头晕出虚汗，乏力，怕冷，吃凉东西难受，无口干口苦，口不渴，手脚不凉，纳可，眠可，大便稍干。舌质淡，苔腻，搏指脉。

【诊断】冠心病。

【处方】补阳还五汤合瓜蒌薤白半夏汤。

黄芪 80g	当归 6g	川芎 2g	赤芍 2g
炒桃仁 2g	红花 2g	地龙 2g	陈皮 2g
全瓜蒌 12g	薤白 9g	姜半夏 6g	

中药 7 剂，日一剂，水煎服，早晚饭后温服。

【二诊】2024 年 5 月 18 日。

胸痛消失，白天不再吃速效救心丸，可以走一段路了，吃药后乏力症状减轻了很多。上方黄芪加到 120g，14 剂，服法如前。

病案分析

1. 胸痛，头晕出虚汗，乏力，舌质淡，搏指脉，诊断为气虚，方用补阳还五汤。

2. 胸痛，舌苔腻，胸痹不得卧，心痛彻背者，瓜蒌薤白半夏汤主之。

六、不稳定性心绞痛医案

郭某，男，43岁。

【初诊】2024年6月15日。

【主诉】胸痛。

【刻下症】患者胸痛向后背部放射，持续疼痛几秒钟，针刺样压榨样疼痛，纳可，眠可，二便正常，舌质淡胖，有齿痕，舌苔腻，舌中间有裂纹，脉无力。

【诊断】胸痹。

【处方】补阳还五汤合生脉饮加薏苡仁、陈皮。

黄芪 100g	当归 6g	赤芍 2g	川芎 2g
地龙 2g	炒桃仁 2g	红花 2g	陈皮 2g
西洋参 6g	麦冬 15g	五味子 6g	薏苡仁 30g

中药7剂，日一剂，水煎服，早晚饭后温服。

【二诊】2024年6月29日。

胸部疼痛减轻了很多，早上不疼了，晚上时有疼痛，效不更方，一诊方继续服用14剂。服法如前。

病案分析

患者以胸痛为主诉，不定时发作，每次疼痛几秒钟，为压榨性疼痛，这是不稳定型心绞痛，属于冠心病的其中一个类型。患者舌有齿痕，脉无力，气虚。冠心病气虚类型的首选方是补阳还五汤，有效率非常高，

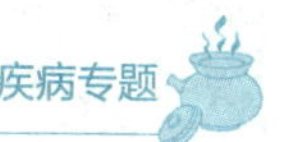

同时舌苔有裂纹，脉无力，阴虚，气阴两虚合生脉饮。最后处方补阳还五汤合生脉饮加陈皮和薏苡仁，加陈皮是防止服用大剂量黄芪后出现腹胀，用 2g，因为舌苔腻再加薏苡仁，一诊开方 7 剂。二诊疼痛减轻很多，只有晚上偶尔疼，效不更方，14 剂。

七、冠心病医案

郭某，女，65 岁。

【初诊】2024 年 5 月 26 日。

【主诉】冠心病，高血压，糖尿病。

【刻下症】患者胸闷、胸痛、胸沉，口苦、口干、口渴，失眠，入睡困难，中间容易醒，心慌气短，纳可，二便正常。舌质淡，舌苔腻，脉有力。

【诊断】冠心病，高血压，糖尿病。

【处方】补阳还五汤合柴胡加龙骨牡蛎汤。

黄芪 100g	当归 6g	赤芍 2g	川芎 2g
炒桃仁 2g	红花 2g	地龙 2g	陈皮 2g
柴胡 24g	黄芩 9g	党参 9g	姜半夏 9g
桂枝 9g	茯苓 9g	大黄 1g	代赭石 30g
珍珠母 30g	牡蛎 30g	生姜 6 片	

中药 7 剂，日一剂，水煎服，早晚饭后温服。

【二诊】2024 年 6 月 1 日。

吃药第 3 天，胸闷、胸痛、胸沉减轻，口干、口苦、口渴减轻，血压下降，现在停服厄贝沙坦。血糖高。效不更方，继续服用 14 剂。服法如前。

【三诊】2024 年 6 月 15 日。

血糖 5.4mmol/L，睡眠差，二诊方不变，继续服 7 剂。服法如前。

【四诊】2024年6月23日。

口干、口渴症状减轻，睡眠好转。舌苔腻，三诊方加黄连温胆汤。

黄芪 100g	当归 6g	赤芍 2g	川芎 2g
炒桃仁 2g	红花 2g	地龙 2g	陈皮 2g
柴胡 24g	黄芩 9g	党参 9g	姜半夏 9g
桂枝 9g	茯苓 9g	大黄 1g	大枣 30g
代赭石 30g	珍珠母 30g	牡蛎 30g	黄连 3g
炒枳实 9g	竹茹 10g	生姜 6 片	

中药7剂，服法如前。

【五诊】2024年7月6日。

睡眠好多了，不吃安定也能睡着了，心脏症状明显减轻。四诊方不变，继续服用10剂。服法如前。

中药10剂，日一剂，水煎服。

病案分析

1. 冠心病首选补阳还五汤。
2. 口干、口苦，失眠，柴胡加龙骨牡蛎汤。
3. 舌苔腻，温胆汤。

八、冠心病医案

安某，女，31岁，郑州人。

【初诊】2023年9月2日。

【主诉】心脏刺痛，胸闷，乏力。

【刻下症】不能侧睡，平躺时感觉后背肩胛骨酸痛。上楼梯心跳快，时有左侧偏头痛，胃疼，手麻脚麻，后背酸痛。心电图：三尖瓣反流，窦性心律。舌尖红，舌质淡，舌苔腻。

【诊断】胸痹。

【处方】三仁汤合瓜蒌薤白半夏汤合血府逐瘀汤合木防己汤。

杏仁 6g	豆蔻 9g	薏苡仁 30g	厚朴 6g
通草 6g	滑石 18g	清半夏 5g	淡竹叶 6g
瓜蒌 30g	薤白 9g	柴胡 3g	炒枳壳 6g
甘草 3g	赤芍 6g	生地 9g	当归 9g
川芎 6g	桃仁 12g	红花 9g	桔梗 6g
川牛膝 9g	防己 9g	石膏 30g	桂枝 6g
西洋参 6g			

中药 3 剂。日一剂，水煎服，早晚饭后温服。

【二诊】2023 年 9 月 17 日。

服药后效果很好，停药反复。舌质红，苔白腻，有小裂纹 。

【处方】瓜蒌薤白半夏汤合血府逐瘀汤合甘露饮。

瓜蒌 30g	薤白 9g	柴胡 3g	炒枳壳 6g
甘草 3g	赤芍 6g	生地 9g	当归 9g
川芎 6g	桃仁 12g	红花 9g	桔梗 6g
川牛膝 9g	防己 9g	石膏 30g	桂枝 6g
西洋参 6g	熟地 15g	天冬 15g	麦冬 15g
黄芩 10g	石斛 10g	炙甘草 9g	黄柏 9g
砂仁 6g	茵陈 6g	枇杷叶 6g	

中药 3 剂。服法如前。

【三诊】9 月 23 日。

心脏刺痛消失，月经错后，小腹凉，手脚麻减轻，舌边红。二诊处方不变，5 剂，服法如前，继续调理。

病案分析

1. 心脏刺痛，伴有后背酸痛，为胸痹病。“胸痹不得卧，心痛彻背者，栝蒌薤白半夏汤主之。”

2. 舌尖红，舌质淡，苔白腻，为三仁汤证。

3. 心脏瓣膜病，用木防己汤。

4. 不能侧睡为瘀血，选用血府逐瘀汤。

二诊，效果良好。苔白腻，伴有裂纹，去木防己汤，合用甘露饮。

九、窦性心动过缓特效方医案

某男，61 岁。

【主诉】 窦性心动过缓。心率每分钟 47 次左右，时不时昏厥，医院让安起搏器，患者不想装起搏器，来看中医。

【刻下症】 怕冷，精神差，舌质淡，脉无力。

伤寒病病脉证治：

【病】 少阴病。

【脉】 脉无力。

【证】 精神差，怕冷。

【治】 麻黄附子细辛汤。

麻黄 9g　　细辛 3g　　黑附子 9g（先煮）

早上中午饭后吃，晚上不吃。7 剂后患者心率升至 58 次 / 分；继续服用 7 剂，心率升至 66 次 / 分；又吃 7 剂巩固，不用安装起搏器了。

病案分析

这是中西医结合的知识点，这个经验要记住，可以治好窦性心动过缓，还可以让患者免受装起搏器之苦。

只要患者确诊是窦性心动过缓，就用特效方麻黄附子细辛汤，我已用此方治好了所有接诊的窦性心动过缓病例。一定要看心电图的报告单，

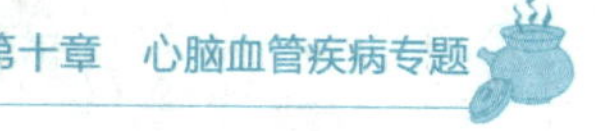

才能确诊是不是此病。

61岁男性，窦性心动过缓，心率每分钟47次左右。时不时就昏厥，有时候走着路就跌倒了，跌倒了现在又没人敢扶，那就让麻附辛去“扶”。

患者怕冷，精神差，舌质淡，脉无力，少阴病，处方麻黄附子细辛汤。以后大家只要看到患者确诊窦性心动过缓，就不用再辨证了，直接用麻附辛就行了。里面起主要作用的就是麻黄，如果患者用了药以后心率上升的很少，加大麻黄的剂量就行了。只要加大麻黄的剂量，心率就会上升。吃一段时间，这个问题解决了，患者就治好了。

这是一个特效方。

十、心律失常特效方医案

某女，50岁。

【主诉】心律失常，有早搏。

【刻下症】怕冷，舌有裂纹，脉无力。

金匮病病脉证治：

【病】虚劳病。

【脉】脉无力。

【证】心律失常。

【治】炙甘草汤。

炙甘草20g	生姜15g	人参10g	桂枝15g
生地40g	阿胶10g	麦冬30g	火麻仁9g
大枣9个			

用800ml水加250ml优质黄酒泡半小时，水开后煮半小时，煮的时候绝对不能盖锅盖，一天一付，一天两次，早晚饭后喝。

14天后患者心律失常消失，又吃一个月巩固。

心律失常特效方是炙甘草汤。

病案分析

心律失常大部分都是炙甘草汤证。大家把处方记住了就行，主要就是必须得用黄酒煎煮，煮中药的时候不能盖锅盖，要保证酒精全部挥发。炙甘草汤为什么要用火麻仁？因为心脏病患者最怕便秘，所以里面一定要有火麻仁，只要大便通畅，心脏病发生危险的几率就大大降低了。很多心脏病患者出事都发生在卫生间里，就是因为便秘。火麻仁是必须要用的，要根据大便干的程度来决定火麻仁的剂量，大便非常干的火麻仁也可以用到30g。像这样一个心律失常的患者，通过用炙甘草汤以后，心电图能不能恢复正常？完全能够恢复正常，这都是验证过的，不要认为不能逆转。阿胶可以用黄明胶代替。

十一、面神经麻痹医案

某女，29岁。

【主诉】一个月前坐车时开车窗，风吹着挺舒服，第二天早上起床后，出现左侧口眼歪斜，口角流涎，鼻唇沟消失，急忙针灸、理疗、贴膏药、吃营养神经药物、输液等，只恢复了一半，未能痊愈，患者急切要求中医治疗。

【刻下症】患者口不苦，大小便正常，患侧不出汗，怕冷，脖子不舒服，脉有力。

伤寒病病脉证治：

【病】太阳病。

【脉】脉有力。

【证】怕冷，不出汗，脖子不舒服。

【治】葛根汤。

葛根40g　麻黄9g　桂枝6g　生姜9g
炙甘草6g　白芍6g　大枣6个

七剂之后恢复正常。

病案分析

本例患者为面神经麻痹，口眼歪斜。患者是坐车的时候开了一下车窗，好多面神经麻痹的患者都有吹风受凉病史，这是面神经麻痹的共同特点，几乎都有。有的患者是前一天打篮球了，晚上睡觉忘了关窗户，第二天早上起来喝水一直流；有的患者开车窗吹凉风吹得很舒服，第二天早上起来不舒服了，嘴歪眼斜，口角流涎，鼻唇沟消失。症状就不说了，几乎都一样，关键是治疗。针灸、理疗、贴膏药、吃营养神经的药，好了一半。剩下那一半治不好，治不好只能找中医。

患者脉有力，是三阳病，我们就在三阳病里面选方，患者口不苦，排除少阳病；大小便正常，排除阳明病；这个患者患侧不出汗，这是关键点，其他地方出不出汗都不用管，得病的部位不出汗就叫无汗，这个很关键。

请看以下两种情况：

第一种情况：患者全身都不出汗，那肯定是麻黄剂证；

第二种情况：得病的部位不出汗，其他地方出汗多。这样的情况该怎么办？麻黄加石膏。医圣就是这样来解决问题的。

我们一步步分析，患者怕冷，脉有力，为太阳病；不出汗，为麻黄剂证；脖子不舒服，葛根剂证；葛根剂里面含有麻黄的只有一个方，葛根汤。

这个患者麻黄用到了9g，麻黄的剂量，用于在南方生活的病人就用的少一些，用于在北方生活的病人用的量就大一些。没有固定的剂量，不同省份的患者用量是不一样的；体重100公斤的患者和50公斤的患者用的剂量也是不一样的，都有区别。

这个患者吃了七付以后就恢复正常了。

太阳病麻黄剂的用药指征是不出汗。

【31条】“太阳病，项背强几几，无汗恶风，葛根汤主之。”

这里的恶风是什么？怕风。在临床上有的患者会讲他的腰部有进风感，就是风往里面钻，都是桂枝剂证。病人只要说了：头往里边进风，或腰往里边进风，或脚跟往里边进风，都必须用桂枝。葛根汤里面有没有桂枝？有。所以大家会看到葛根汤原文里面有写“恶风”，葛根汤方里有桂枝。

面神经麻痹、面肌痉挛分为三种情况：

第一种情况，受凉了，太阳病。

第二种情况，与生气有关。这个时候怎么办？需要用治太阳病的处方合上柴胡剂，要么逍遥散，要么柴胡疏肝散，要么小柴胡汤。

第三种情况，与耳后的乳突炎有关，也很常见。怎么诊断？其实很简单，不用拍片，按一下就行了。按一下耳朵后面高鼓的地方，一按就疼表明有乳突炎，就这么简单。与炎症有关系了，要考虑什么？风热，不能只想到葛根汤，还要想到银翘散。

有人说“一方打天下”，我认为不可能。想用葛根汤治好所有的面神经麻痹，这是绝对不可能的事情，必须建立在诊断的基础上。患病时间长了就会有瘀血，瘀血实际上也可以叫血毒，当然叫血毒不如叫瘀血好。有瘀血了，找到口腔内部静脉怒张的那根血管给它放血好得最快，或者用腹诊的方法确定瘀血的处方。总之，要记得活血化瘀。另外，患病时间长了，很多患者就身体虚弱了，身体虚弱的患者，我最喜欢用傅青主的处方，面神经麻痹大部分是这些类型。简单总结一下面神经麻痹的类型，有身体虚的，有瘀血的，有风热的，有生气的，有葛根汤证的。

十二、胸闷医案

唐某，男，25岁，江苏徐州人。

【初诊】2023年6月25日。

【主诉】胸闷两年。

【刻下症】熬夜后喘不上气；喜叹气；出汗多；舌尖红，苔厚腻，舌质红有裂纹。

【诊断】胸闷。

【处方】甘露饮。

熟地 15g	生地 15g	天冬 15g	麦冬 15g
枇杷叶 15g	黄芩 10g	石斛 10g	炒枳壳 10g
甘草 9g	茵陈 9g	黄柏 9g	砂仁 6g

中药5剂。日一剂，水煎服，早晚饭后温服。

【二诊】2023 年 10 月 21 日。

胸闷明显减轻，效不更方 14 剂。服法如前。

病案分析

1. 根据患者舌质红，舌尖红，苔厚腻伴有裂纹，辨为阴虚湿热，选方甘露饮，服药后症状大减。

2. 甘露饮出自《太平惠民和剂局方》卷六热积门，方后注“齿龈肿烂，时出脓血或口舌生疮，咽喉肿痛，目赤肿痛，不任凉药；脾胃受湿，瘀热在里，湿热相搏。”

十三、胸闷胸痛医案

申某，女。

【初诊】2024 年 3 月 2 日。

【主诉】胸闷胸痛。

【刻下症】乏力，二尖瓣关闭不全，睡眠差；脉无力，舌质淡，舌尖红，舌苔腻，舌边有齿痕。

【处方】三仁汤合瓜蒌薤白半夏汤合补阳还五汤。

杏仁 6g	豆蔻 3g	薏苡仁 30g	厚朴 6g
姜半夏 6g	通草 3g	淡竹叶 6g	滑石 18g
瓜蒌 15g	薤白 9g	黄芪 80g	陈皮 3g
当归 6g	赤芍 2g	川芎 2g	地龙 2g
桃仁 2g	红花 2g		

中药 7 剂。日一剂，水煎服，早晚饭后温服。

【二诊】2024 年 3 月 9 日。

患者吃药第 3 天，胸闷疼痛明显好转，睡眠好转。效不更方，上方继续服用 14 剂，服法如前。

十四、脑梗后遗症头晕医案

苏某，男，64岁，驻马店汝南人。

【初诊】2023年8月13日。脑梗病史。

【主诉】脑梗后遗症头晕。

【刻下症】早起头痛、头晕，转头加重，寒热可，出汗正常，大便不干，不能吃凉东西，泛酸、口干、口臭，尿等待，声带息肉，舌淡胖，有齿痕，苔滑。腹诊：耻骨上压痛。

【诊断】眩晕。

【处方】补阳还五汤合桂枝加葛根汤合五苓散合《近效方》术附子汤。

粉葛30g	桂枝9g	白芍9g	炙甘草6g
大枣30g	猪苓9g	茯苓12g	泽泻9g
白术9g	黄芪30g	当归6g	川芎2g
桃仁2g	红花2g	赤芍2g	地龙2g
陈皮3g	生姜6片	黑顺片6g（先煮）	

中药7剂，日一剂，水煎服，早晚饭后温服。

【二诊】2023年9月2日。

头晕消失，尿等待消失。仍有头脑不清醒，头昏，声带息肉，口臭、口干、烧心症状，上方加黄连吴茱萸。

粉葛40g	桂枝9g	白芍9g	炙甘草6g
大枣30g	猪苓9g	茯苓12g	泽泻9g
白术9g	黄芪30g	当归6g	川芎2g
桃仁2g	红花2g	赤芍2g	地龙2g
陈皮3g	干姜6g	黄连1g	黑顺片6g（先煮）
吴茱萸3g			

中药7剂。日一剂，水煎服。

病案分析

1. 头晕头痛，舌淡胖，有齿痕，脉无力，为气虚证，用补阳还五汤。

2. 尿等待属于小便不利，苔滑，为五苓散证。

3.《近效方》术附汤“治风虚头重眩，苦极，不知食味”，治疗中风病的头晕。

4. 二诊，口干口臭烧心，合用左金丸。

十五、眩晕医案

江某，女，55 岁。

【初诊】2023 年 7 月 30 日。

【主诉】头晕。

【刻下症】站起来晕，伴有恶心呕吐，口渴，躺下不晕，两脚麻木，纳可，眠可，二便正常。舌质淡红，苔薄腻水滑。

【诊断】眩晕。

【处方】苓桂术甘汤合泽泻汤合小半夏汤加茯苓汤。

桂枝 15g	茯苓 15g	白术 15g	生姜 24g
甘草 6g	泽泻 30g	清半夏 9g	

中药 5 剂，日一剂，水煎服，早晚饭后温服。

【二诊】2023 年 8 月 12 日。

眩晕消失，双脚麻木消失。患者小腿抽筋，嘱咐患者服用龙牡壮骨颗粒 1 盒，每日 2 次，每次 2 袋，开水冲服。

病案分析

1. 如果脉无力，合用真武汤（张老师经验）。

2. 患者以头晕为主诉，站起来晕，躺下不晕，属于苓桂术甘的“起则头眩”。伤寒论67条：“伤寒若吐若下后，心下逆满，气上冲胸，起则头眩，脉沉紧，发汗则动经，身为振振摇者，苓桂术甘汤主之。”舌苔水滑水分证也提示用茯苓剂；“卒呕吐，心下痞，膈间有水，眩悸者，小半夏加茯苓汤主之。”患者头晕伴有恶心呕吐，故合上小半夏汤加茯苓汤；病人以头晕为主诉时常规合上泽泻汤：“心下有支饮，其人苦冒眩，泽泻汤主之。”一诊开方5剂；二诊不仅眩晕消失，患者的双脚麻木也好了，小腿抽筋嘱配合成药龙牡壮骨颗粒，按说明服用。

第十一章

病脉证治及腹诊医案详解

今天选了几个用病脉证治的方法和腹诊的方法，效果非常明显的病案，帮助大家深刻理解用病脉证治的方法来治疗临床疾病。希望大家学习之后反复阅读这些病案，重点关注我们诊断的依据是什么？用方的依据是什么？多看几遍，反复学习，在临床上自然而然就会应用了。

一、腹胀显效案

杨某，女，40 岁，郑州人。

【初诊】2024 年 8 月 10 日。

【主诉】肚子胀。

【刻下症】晚上肚子胀，月经延后；脉有力。

【腹诊】脐左、脐下、左少腹压痛。

【处方】桂枝茯苓丸合下瘀血汤合桃核承气汤。

桂枝 9g	茯苓 9g	白芍 9g	炒山桃仁 9g
土元 6g	大黄 1g	芒硝 4g	牡丹皮 9g
炙甘草 6g			

中药 7 剂。日一剂，水煎服，早晚饭后温服。

【二诊】2024 年 8 月 17 日。

诉晚上肚子胀好多了；脉有力。

效不更方，十四剂，服法如前。

这个患者用了腹诊的处方，用了瘀血的处方，效果非常理想，充分证明了腹诊处方在临床上应用的重要性和准确性。

二、痞证显效案

宋某，男，32岁，郑州人。

【初诊】2024年7月13日。

【主诉】胃胀。

【刻下症】患者吃辣的拉肚子，吃凉的也拉肚子；平时胃胀，打嗝，口不苦，有口臭；不怕冷，不怕热，出汗正常，眠好；舌质淡，苔白腻，脉无力。

【处方】旋覆代赭汤合生姜泻心汤。

炙甘草6g	干姜3g	黄连3g	姜半夏9g
党参片9g	黄芩9g	大枣6个	旋覆花9g（布包）
煅赭石3g	生姜3片		

中药7剂。日一剂，水煎服，早晚饭后温服。

【二诊】2024年8月4日。

胃胀明显减轻，打嗝次数大幅减少；脉无力。

效不更方，七剂，服法如前。

病案分析

患者以胃胀为主诉，吃凉的、辣的都拉肚子，这是典型的寒热错杂痞证。寒热错杂的痞证，同时有口臭，这是生姜泻心汤证的“干噫食臭”；胃胀的同时打嗝较多，这是气痞的旋覆代赭汤证。

《伤寒论》第161条：“伤寒发汗，若吐若下，解后，心下痞硬，噫气不除者，旋覆代赭汤主之。”

给大家讲一下，胃胀就是痞证，腹部除了胃之外的其他部位的胀都叫腹胀，这是经方里面最重要的概念，必须分清楚，不能搞混淆，因为用药方向，用药处方不一样。

最后处方：旋覆代赭汤合生姜泻心汤，开了七剂；二诊时诉胃胀减轻，打嗝次数减少，效果好，效不更方，又开了七剂。这也是很重要的一个原则，就是效不更方，要记住这一点，有效了不要改来改去的，继续服用就可以了。

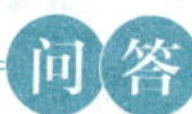

1. 问：老师，右少腹压痛，脉有力，大黄牡丹汤证。但是患者大便正常或者大便稀，吃了应该会拉肚子，怎么办，还是说剂量要调整？

张庆军老师回答： 大黄用1g。只要辨证准确，不会拉肚子的，即使拉肚子，也是大便后舒服。

2. 问：老师，是不是每个患者都要做腹诊？

张庆军老师回答： 不是的。小孩子，肝癌、血小板减少等患者不能做腹诊。

3. 问：张老师，这次腹胀患者为何不按照腹满病开始治疗？

张庆军老师回答： 患者症状不典型。考虑到瘀血也会导致腹满，因此做了腹诊，发现了问题。

4. 问：张老师，临床有少部分患者，吃中药就吐，又没有对应的中成药，这种情况如何处理？

张庆军老师回答： 先用生姜片含三分钟，再吃药。实在不行，就不能勉强吃了。

5. 问：老师，像第一个医案中的情况，有的患者脉无力，也是用相应处方吗？是否需要加上补药？

张庆军老师回答： 是的，需要加补药。

6. 问：老师，腹胀的患者，肚子鼓得很大很高，这个时候做腹诊，一碰患者就说又痛又胀，此时如何选取出准确的腹诊处方？

张庆军老师回答： 看最疼的两个部位用方。

7. 问：老师，生姜泻心汤证和半夏泻心汤证有什么区别？

张庆军老师回答： 生姜泻心汤证有口臭。

8. 问：老师，案例中患者以胃胀为主诉，吃凉的、辣的都拉肚子，典型寒热错杂的痞证，同时有口臭，这是生姜泻心汤证的“干噫食臭”。这里的“干噫食臭”是指的口臭吗？

张庆军老师回答：是的。

9. 问：张老师，患者说胃热，肚脐眼下面热，肚脐上方十二指肠位置热，这种怎么考虑呢，患者不痛，但是热久了会有一点胀，胀的位置在肚脐周围一圈，这种是算胃胀还是腹胀呢？因为区域包括了胃的下方，也有肚脐周围的下方。

张庆军老师回答：患者按五心烦热治疗，阴虚。

10. 问：张老师，小朋友不做腹诊的原因是什么？

张庆军老师回答：做不成，做腹诊时小孩子痒痒，会一直笑。

11. 问：老师，有些患者吃中药开始有效，后面就没效果了，是方子的问题吗？

张庆军老师回答：必须调整处方了。效不更方，不效就必须更方。

12. 问：老师，胃痛不能定为痞证，其他的胃部症状都可以直接定为痞证吧？

张庆军老师回答：是的，除了胃痛，其他胃部症状定义为痞证。

13. 问：老师，肚子胀属于腹满吗？

张庆军老师回答：是的。

14. 问：老师，气痞怎么诊断？

张庆军老师回答：胃胀，嗳气。

15. 问：老师，用了桃核承气汤后，患者一天拉很多次肚子，没有反馈拉完肚子不舒服，但是有点虚弱。请问是不是一定要不间断地坚持服用到左少腹没有压痛？（因为拉的次数太多，所以第二天我就嘱咐先暂停了）

张庆军老师回答：可以暂停，可以减量。

16. 问：老师，月经经期长，左下腹痛，使用桃核承气汤，还需要加别的止血或补气吗？没有明显的气血不足。

张庆军老师回答：不需要。

17. 问：脉无力，加补药。补药和这些方子的比例怎么确定？

张庆军老师回答：脉无力，以补为主。补药 80%，攻药 20%。

18. 问：老师，患者脉有力无力，把不准怎么办？

张庆军老师回答：来跟诊学习。没有把握时，先按脉无力用药。

三、银屑病显效案

曾某，男，23岁，江苏人。

【初诊】2024年7月7日。

【主诉】银屑病5年。

【刻下症】银屑病四五年了，冬天严重，病变部位不出汗，其他地方出汗正常。无明显怕冷怕热，无颈椎病，吃饭没问题，大便困难，口不苦，睡眠好，手、脚、胳膊、腿不凉，能吃凉的；口干、口渴；舌质红，舌上有裂纹，边齿痕。腹诊：左少腹有压痛。

【处方】芍药甘草汤合麻杏石甘汤合桃核承气汤加土茯苓、僵蚕、蝉蜕。

麻黄6g	甘草6g	桂枝9g	生石膏40g
白芍20g	桃仁9g	大黄1g	炒苦杏仁6g
芒硝6g	僵蚕6g	蝉蜕4g	土茯苓30g

中药14剂。日一剂，水煎服，早晚饭后温服。

【二诊】2024年7月28日。

病变部位症状明显减轻。

效不更方，十四剂，服法如前。

病案分析

只要是冬天严重的皮肤病，都是麻黄剂证。这个患者银屑病的病变部位是不出汗的，所以更加需要用麻黄；患者排便困难，阳明病，大黄剂；无明显怕冷怕热，无颈椎病，吃饭可以，口不苦，睡眠好，手、脚、胳膊、腿不凉，能吃凉的，这可以排除其他的疾病；患者口干、口渴，这是石膏剂证。

患者既有麻黄剂证又有石膏剂证，所以选麻杏石甘汤；患者舌质红，舌上有裂纹，边齿痕，说明患者是有阴虚的，是缺水的，选择了芍药甘草汤；患者腹诊有左少腹压疼，因此用了桃核承气汤；患者有银屑病，加土茯苓、僵蚕、蝉蜕。

四、抑郁症显效案

翁某，女，16岁，江苏人。

【初诊】2024年5月25日。

【主诉】抑郁。

【刻下症】失眠，想自杀，精神差，做什么事情都没有兴趣，面部痤疮（患者说活着没有意思，不想活）；心烦，胆小；舌质淡，舌尖红，舌苔腻；一个手脉有力，一个手脉无力，这是虚实夹杂证。腹诊：左少腹压痛。

【处方】三仁汤（这是典型的舌诊）合柴龙牡（心烦加胆小）合桃核承气汤（根据腹诊左少腹压疼）合麻附辛（根据患者抑郁、想自杀、精神差、活着没有意思）加黄连3g（抑郁症患者心烦的非常多，心烦舌尖红的，需加黄连来解决这个问题）。

炒苦杏仁6g	豆蔻3g	淡竹叶6g	姜厚朴6g
薏苡仁40g	通草3g	生牡蛎30g	滑石18g（布包）
黄芩9g	茯苓9g	代赭石30g	大枣30g
桂枝9g	党参片6g	北柴胡24g	珍珠母30g
麻黄6g	细辛3g	制天南星9g	炒山桃仁9g
大黄1g	芒硝6g	黄连3g	黑顺片9g（先煎1小时）

中药7剂，日一剂，水煎服，早晨、中午饭后吃，晚上不吃药。

注：方子里面的珍珠母是代替龙骨的；天南星是代替姜半夏的，因为后面要用附子，它们两个是相反的，所以就用天南星代替了。

【二诊】2024年6月3日。

最近情绪比较稳定。

效不更方，7剂，服法如前。

【三诊】2024年6月12日。

服了14剂中药后效果明显改善好多。

效不更方，7剂，服法如前。

【四诊】2024年6月26日。

最近状态一直很好，睡眠也不错。

效不更方，7剂，服法如前。

【五诊】2024年7月9日。

效果很明显，现在每天精神状态都很好。

效不更方，7剂，服法如前。

【六诊】2024年7月12日。

效不更方，7剂，服法如前。

【七诊】2024年7月27日。

效不更方，14剂，服法如前。

病案分析

患者以抑郁为主诉，伴有失眠，同时心烦胆小，首先考虑柴胡剂里能治疗焦虑抑郁的柴胡加龙骨牡蛎汤；觉得活着没意思，精神差，想自杀，这是阴证，少阴病麻附辛证；舌尖红，舌苔腻，舌边淡，典型的三仁汤证舌苔；舌尖红，心经有火，加3g的黄连；左少腹压痛，说明有瘀血的存在，合上腹诊处方桃核承气汤；一诊开方七剂，情绪变得稳定了，效不更方，之后病情进一步好转，一直坚持服用此方，睡眠变好了，每天的精神状态也不错。

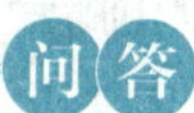

19. 问：老师，脉有力的想自杀的患者也要加麻附辛吗？

张庆军老师回答：是的。

20. 问：老师，两边肋肋骨下面痛是柴胡剂证，还是大黄附子细辛汤证？第一次听说是大黄附子细辛汤证。能讲一下为什么吗？

张庆军老师回答：看原文，“胁下偏痛，发热，其脉紧弦，此寒也，当以温药下之，宜大黄附子汤。”

21. 问：老师，是不是只要看到舌质淡、舌尖红、舌苔腻这种舌苔都要用上三仁汤？

张庆军老师回答：是的。

22. 问：张老师，有没有针对低密度脂蛋白和胆固醇偏高的药方？没有特别的症状。

张庆军老师回答：三子养亲汤。

23. 问：老师，我的牛皮癣和过敏性鼻炎就是天气热加重，是不是湿热？天天喝白酒。

张庆军老师回答：是的，湿热导致的，用酒毒大合方。

24. 问：老师，生龙骨为什么用珍珠母代替？是买不到吗？

张庆军老师回答：第一，太贵了；第二，贵了也不一定真。

25. 问：老师，舌尖红什么情况下加石膏，什么时候加黄连呢？

张庆军老师回答：麻黄剂一般加生石膏；抑郁症失眠一般加黄连。

26. 问：老师，患者吃了东西马上胃胀，不舒服，吃东西后吐，吐了才舒服，一天吐两次，是痞症吗？

张庆军老师回答：呕吐病。

27. 问：老师，是不是舌头有裂纹就是阴虚、缺水呢？一般怎么补？

张庆军老师回答：是的。用芍药、天花粉、百合、生脉饮之类的。

28. 问：老师，心脏病的患者乏力，身上没劲儿，感觉心脏空空的，饿，想吃东西，不吃东西感觉饿，这种情况如何处理？

张庆军老师回答：补阳还五汤。

29. 问：老师，银屑病冬天严重可否理解为怕冷？

张庆军老师回答：可以。

30. 问：老师，代替半夏的药用天南星，怎么区分天南星、胆南星的用法？

张庆军老师回答：我目前从不用胆南星，只用制南星。

31. 问：张老师，小儿便秘，羊屎状，1 周一次，排斥上厕所，最开始用药后大便 3 天一次，先干后软，最近大便 4 ~ 5 天一次，羊屎状，又开始排斥上厕所了，用的是麻仁丸加黄芪、肉苁蓉、牛蒡子，请问该如何用方？

张庆军老师回答：四逆散加全瓜蒌。

32. 问：老师，有这种情况，喜欢深吸一口气，才舒服，这叫什么？

张庆军老师回答：气短。

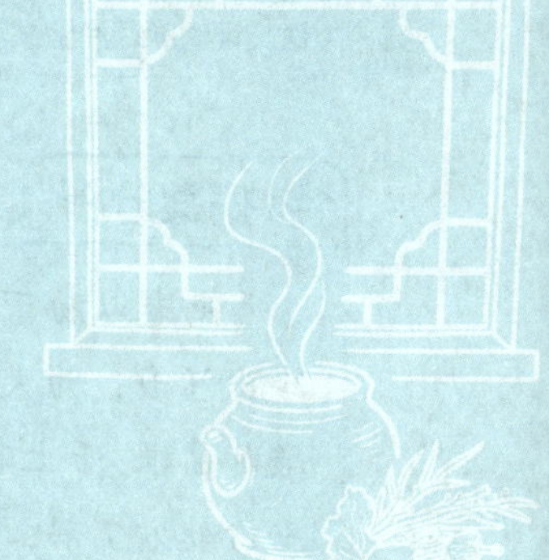

第十二章

其他医案专题

一、胁痛医案

薛某，女，49岁。

【初诊】2024年3月23日。

【主诉】胁下满痛。

【刻下症】肩膀后背酸，经前怕冷，口不渴，偶有口苦，出汗多，小肚子凉，脚凉，可以吃凉东西，纳可，眠可，二便正常，舌质淡红，有唾液线，脉有力。

伤寒病病脉证治诊断如下：

【病】太阳少阳合病。

【脉】脉有力。

【证】胁痛，怕冷，出汗多，口苦。

【治】柴胡桂枝汤合温胆汤加葛根。

柴胡 24g	黄芩 9g	党参 6g	姜半夏 9g
炙甘草 6g	生姜 3片	大枣 10g	桂枝 9g
白芍 9g	陈皮 9g	茯苓 9g	枳实 6g
竹茹 12g	粉葛 40g		

中药7剂，日一剂，水煎服。

【二诊】2024年4月6日。

胁痛消失，怕冷减轻，肩膀后背酸疼减轻。效不更方，继服7剂，服法如前。

病案分析

患者以胁下满痛为主诉，脉有力，为三阳病；口苦，为少阳病；怕冷出汗多，为太阳病桂枝剂证，太阳少阳合病柴胡桂枝汤证，肩膀后背酸加葛根，舌上有唾液线合温胆汤，最后处方柴胡桂枝汤合温胆汤加葛根；一诊处方7剂，二诊诸症减轻，效不更方，原方续服7剂。

二、手指不能屈伸医案

王某，女，67岁。

【初诊】2023年10月28日。

【主诉】每天晚上右手3个手指不能伸直。

【刻下症】手指关节疼痛，不碰不疼，下雨天加重，出汗多，纳可，眠可，二便正常。舌质淡，苔白腻，脉无力。

【处方】栝蒌桂枝汤合大承气汤加薏苡仁合甘草附子汤。

桂枝 9g	白芍 18g	炙甘草 6g	大枣 30g
天花粉 12g	大黄 1g	芒硝 4g	炒枳实 6g
厚朴 6g	生姜 6 片	白术 6g	薏苡仁 30g
黑顺片 6g（先煮）			

中药3剂。日一剂，水煎服，早晚饭后温服。

【二诊】2023年11月4日。

手指能伸开了，效果非常好。

病案分析

患者手指不能屈伸，金匮病定为痉病，“太阳病，其证备，身体强，几几然，脉反沉迟，此为痉，栝楼桂枝汤主之。”“身体强”指的是身体任何部位强直僵硬，就可以诊断为痉病。痉病有三个方，出汗多排除葛根汤证，处方栝楼桂枝汤合大承气汤。患者关节疼痛，阴雨天加重，诊断为湿病，疼痛不能屈伸，为甘草附子汤证："风湿相搏，骨节疼烦，掣痛不得伸屈，近之则痛剧，汗出短气，小便不利，恶风不欲去衣，或身微肿者，甘草附子汤主之。"舌苔腻加薏苡仁，一诊处方栝楼桂枝汤合大承气汤合甘草附子汤加薏苡仁，开方3剂；二诊效果明显。

三、漏尿医案

杜某，男，64岁。

【初诊】2024年5月11日。

【主诉】前列腺手术后漏尿。

【刻下症】晨起口干，出汗多，便秘，一手脉有力，一手脉无力，舌质淡，苔黄厚腻，有唾液线，中有竖裂纹，边齿痕。

【诊断】漏尿。

【处方】十味温胆汤合金匮肾气丸合增液汤加肉苁蓉、桑叶。

黄芪 15g	当归 10g	麦冬 20g	五味子 6g
姜半夏 9g	竹茹 10g	炒枳实 10g	陈皮 6g
茯苓 10g	甘草 6g	石菖蒲 10g	制远志 6g
西洋参 6g	肉苁蓉 30g	桑叶 30g	生地 15g
玄参 30g			

中药7剂，日一剂，水煎服，早晚饭后温服。

【二诊】2024年5月18日。

漏尿未见好转，便秘严重，口干、口苦。

【处方】大柴胡汤。

柴胡 24g	黄芩 9g	白芍 20g	姜半夏 9g
炒枳实 9g	大枣 10g	大黄 3g	

中药3剂，服法如前。

【三诊】2024年5月25日。

漏尿好转，大便干好转，出汗多，大黄调整为6g。3剂，服法如前。

病案分析

1. 一诊用金匮肾气丸合温胆汤，漏尿和便秘未见好转。

2. 六经问诊后，服用大柴胡汤，漏尿减轻，便秘好转。

3. 如果不用经方问诊治疗，也不会想到大柴胡汤，病人也不会有效果，经方治病，可以有意想不到的效果。

患者以漏尿为主诉，一诊根据舌上有唾液线，为温胆汤证，舌边有齿痕，中有裂纹，脉无力，气阴两虚，合上当归补血汤和生脉饮，同时舌苔厚腻，加菖蒲、远志化痰，即十味温胆汤；大便干，脉无力，有裂纹，阴虚便秘合增液汤，加肉苁蓉润肠通便；出汗多加桑叶止汗；漏尿从经方考虑为小便不利；脉无力首选金匮肾气丸，最后处方十味温胆汤合增液汤合金匮肾气丸加肉苁蓉、桑叶，一诊开方7剂；二诊漏尿无改善，只要无效就是诊断出了问题，重新仔细辨证，按六经问诊后，口苦，脉有力，为少阳病，大便干，大黄证，于是处方大柴胡汤，开方3剂；三诊时漏尿减轻，效果明显，原方不变，大黄剂量加大巩固效果。经云："小大不利治其标。"当大小便同时不利的时候，治大便问题，大便好了，小便问题也会随之解决。

四、阳痿医案

某男，42岁。

【主诉】阳痿3年。不怕冷也不怕热，口苦，睡眠差，经常做噩梦。脉有力。

【病】少阳病。

【脉】脉有力。

【证】口苦，睡眠差。

【治】柴胡加龙骨牡蛎汤。

【效】20天后阳痿治愈。

【医嘱】不要熬夜。

病案分析

这个病人既不怕冷，也不怕热，脉有力——少阳病。可以利用排除法诊断。另外，口苦，睡眠差，经常做噩梦，脉有力。少阳病伴有睡眠障碍的，用柴胡加龙骨牡蛎汤。

五、突发性耳聋医案（弟子牛艳霞医案）

王某，男，25岁。

【主诉】耳鸣，耳聋。患者于9月18日在上班途中突然出现耳鸣症状，后半夜出现失去平衡并伴随呕吐，起身时感到头眩。入院接受西医治疗后，于10月5日出院并寻求中医治疗。目前耳鸣症状严重影响正常生活，左侧听力严重受损。

【病脉证治问诊单】

1. 无怕风怕冷症状，汗少，无头颈不适。
2. 口苦、口干症状均不存在，食欲正常。
3. 无怕热口渴表现，大便形态及频率均正常。
4. 手脚温暖，精力状况一般。
5. 纳凉无碍，无胃胀等不适感。
6. 睡眠尚可，但存在熬夜史，多梦。
7. 腹部触诊无明显压痛。
8. 特殊病史：自20岁开始有性生活，且频率过高，存在纵欲过度的情况。
9. 舌淡白，微胖，齿痕明显。

【病】耳鸣、耳聋

【脉】脉无力。

【证】肾阴阳两虚、气虚证。

【治】补阳还五汤合龟鹿二仙汤加柴胡、黄芩合磁朱丸。

病案分析

患者因过度纵欲及熬夜导致肾阴阳两虚，舌淡微胖、齿痕舌明显，显示气虚症状严重。单侧发病，考虑少阳经循行于耳部，可能伴有小柴胡汤证，同时耳鸣耳聋症状可考虑使用磁朱丸治疗。

【处方】补阳还五汤合龟鹿二仙汤加柴胡、黄芩合磁朱丸。

患者服用 3 剂后，耳鸣症状明显减轻，且无其他不适感。效不更方，继续服用 7 剂。此后，患者坚持服用 14 剂，症状得到显著改善。10 月 21 日复查时，听力已完全恢复正常。为巩固疗效，为患者调整服药频率，一周服药 5 剂，休息 2 天。

六、眼睛痒特效方医案

某男，13 岁。

【主诉】过敏性结膜炎，因为眼睛痒，不停地揉眼睛，脉有力。

伤寒病病脉证治：

【病】太阳病。

【脉】脉有力。

【证】眼睛痒。

【治】桂枝麻黄各半汤。

桂枝 7g	麻黄 5g	白芍 5g	生姜 5g
炙甘草 5g	大枣 5g	杏仁 5g	

服药 7 剂之后，患者眼睛不痒了。

眼睛痒的特效方是桂枝麻黄各半汤。

病案分析

眼睛痒，过敏性结膜炎，这是西医的诊断，在临床上非常常见。因为眼睛痒就要不停地揉眼睛，有的患者能把眼睛揉得看不清东西。处方桂枝麻黄各半汤。七付药之后眼睛就不痒了，一般三付就好了。如果患者舌尖红怎么办？加生石膏，这就是常规用法。大家记住，葛根汤、小青龙汤和桂枝麻黄各半汤，碰到了口干、口渴、心烦、舌尖红等情况，需要加生石膏。眼睛痒主要用两个方：一个是桂枝麻黄各半汤，另一个是桂枝麻黄各半汤加生石膏。把这两种情况学会了，你就可以治疗眼睛痒了。一般就是三五天就好了。我治疗过非常多的眼睛痒的患者，小孩、大人都有，几乎都是药到病除。

《伤寒论》第23条："太阳病，得之八九日，如疟状，发热恶寒，热多寒少，其人不呕，清便欲自可，一日二三度发。脉微缓者，为欲愈也；脉微而恶寒者，此阴阳俱虚，不可更发汗、更吐、更下也；面色反有热色者，未欲解也，以其不能得小汗出，身必痒，宜桂枝麻黄各半汤。"

眼睛痒的特效方大家要记住，有效率在70%以上，此外30%的类型是麻黄连翘赤小豆汤证。患者只要眼睛痒，你就可以用这些方了。

七、眼睛痒医案

王某，女，8岁。

【初诊】2024年6月1日。

【主诉】眼睛痒，咳嗽，不爱吃饭。

【诊断】眼睛痒，舌尖红。

【处方】桂枝麻黄各半汤加石膏。

桂枝 7g	麻黄 5g	杏仁 6g	甘草 6g
白芍 6g	大枣 10g	石膏 30g	生姜 6片

中药3剂，日一剂，水煎服，早晚饭后温服。

【二诊】2024年6月24日。

眼睛痒减轻，也不咳嗽了，效不更方。6剂，服法如前。

八、出汗多，乏力医案

时某，女，60岁，开封人。

【初诊】2023年8月19日。

【主诉】出汗多。

【刻下症】一动就出汗，伴有乏力，既怕热又怕冷，吃饭可，不能吃凉东西，腰腿疼，舌质淡，有齿痕，脉无力。

【处方】柴胡桂枝干姜汤合当归芍药散合三仙汤，中成药玉屏风颗粒。

柴胡 24g	桂枝 9g	干姜 9g	天花粉 12g
黄芩 9g	牡蛎 6g	炙甘草 6g	当归 9g
白芍 12g	茯苓 12g	白术 12g	泽泻 6g
川芎 9g	仙茅 9g	淫羊藿 15g	仙鹤草 30g

中药7剂。日一剂，水煎服，早晚饭后温服。

【二诊】2023年8月26日。

出汗多消失，乏力好转，腰腿疼痛，一诊方仙鹤草调整到50g，7剂，服法如前。腰腿疼痛加服中成药：独活寄生丸、金匮肾气丸。

病案分析

患者以汗多乏力为主证，脉无力，三阴病，既怕冷又怕热，厥阴病，不能吃凉东西，为太阴病干姜剂证，怕冷出汗多，为桂枝剂证，腰腿疼，为柴胡剂证，故处方柴胡桂枝干姜汤。根据胡希恕经验，常规合当归芍药散，加强疗效，乏力用干祖望的三仙汤，舌淡边齿痕，气虚，黄芪剂证，自汗出，配合成药玉屏风颗粒，一诊开方7剂；二诊汗止住了，乏力好转，腰腿疼效果不明显，故加服成药金匮肾气丸和独活寄生丸治腰腿痛。

九、手脚冰凉，脱发医案

张某，女，20岁，郑州人。

【初诊】2023 年 8 月 12 日。

【主诉】脱发。

【刻下症】脱发严重，手脚冰凉，怕冷，出汗少，口苦，喝冰饮料拉肚子，痛经，饭后恶心，熬夜多，二便正常，舌质淡，脉细无力。

【处方】当归四逆汤加吴茱萸生姜汤合附子理中汤加龙骨、牡蛎。

当归 9g	桂枝 9g	白芍 9g	炙甘草 6g
大枣 10g	细辛 3g	通草 6g	吴茱萸 3g
干姜 9g	人参 6g	白术 10g	黑顺片 9g（先煎）
龙骨 30g	牡蛎 30g	生姜 6 片	

中药 7 剂，日一剂，水煎服，早晚饭后温服。

【二诊】2023 年 8 月 26 日。

手脚冰凉好转，脱发好转，手出汗多，饭后恶心。

一诊方加桑叶 20g、炒莱菔子 5g，7 剂，服法如前。

病案分析

1. 痛经，手脚凉，脉细无力，为典型的当归四逆汤证。因为伴有不能喝冷饮、恶心，加吴茱萸、生姜温中止呕。伤寒论原文说的很清楚：“内有久寒者，宜当归四逆加吴茱萸生姜汤主之。”

2. 脱发：伤寒论提到脱发的唯一处方是桂枝加龙骨牡蛎汤。历代医家均有经验论述，治疗以虚证脱发为主。但苔黄腻、脉有力者不适用。《金匮要略》血痹虚劳篇八“发落，脉极虚芤迟，为清谷、亡血、失精……桂枝加龙骨牡蛎汤主之。”

3. 附子理中汤温补脾肾。

4. 二诊手脚冰凉、脱发均有改善，说明方证对应。手汗多，加桑叶止汗。饭后恶心，加莱菔子消食降逆止呕。

十、复发性口腔溃疡医案

杜某，男，38 岁。

【初诊】2023年9月23日。

【主诉】复发性口腔溃疡。

【刻下症】舌边溃疡，舌尖溃疡，喝酒后加重，可以吃凉，胁痛，一个手脉有力，一个手脉无力，小便黄。

【诊断】复发性口腔溃疡。

【处方】导赤散合一贯煎。

通草6g	生地15g	淡竹叶6g	甘草6g
北沙参15g	麦冬30g	当归9g	枸杞子9g
炒川楝子3g			

中药5剂，日一剂，水煎服，早晚饭后温服。

【二诊】2024年10月14日。

吃药有效果，口唇内圆片状溃疡减轻，手指爱起皮，原方继服5剂，服法如前。同时服用葡萄糖酸锌口服液。

通草6g	生地15g	淡竹叶6g	甘草6g
北沙参15g	麦冬30g	当归9g	枸杞子9g
炒川楝子3g			

中药5剂。

病案分析

患者以复发性口腔溃疡为主诉，舌尖红，脉有力，心经有热，导赤散；脉无力，胁痛，肝阴虚，一贯煎，最后处方导赤散合一贯煎，一诊开方5剂；二诊服药后溃疡减轻，手指爱起皮，典型的缺锌，配合成药葡萄糖酸锌口服液，每次起皮的时候喝，喝到不起皮，等下次起皮了再喝，按这个方法吃几个周期，手指就不起皮了，这是临床上张庆军老师常用的补锌方法，效果显著。

十一、头蒙医案

袁某，女，41岁。

【初诊】2023年10月8日。

【主诉】头蒙，感觉随时会跌倒。

【刻下症】怕冷，出汗少，眼睑淡，口不苦，吃凉可以，纳可，眠尚可，多梦，二便正常，舌淡胖，有齿痕，苔白腻水滑，脉无力。

【诊断】头蒙。

【处方】真武汤合当归芍药散加薏苡仁。

茯苓9g	白芍9g	白术9g	黑顺片9g
当归9g	川芎9g	泽泻12g	薏苡仁30g
生姜9片			

中药5剂。日一剂，水煎服，早晚饭后温服。

【二诊】2023年10月15日。

头蒙减轻，一诊方不变，继服10剂，服法如前。

【三诊】2023年10月28日。

头蒙明显减轻，平时基本消失，月经后头蒙加重，二诊方加四物汤。

茯苓9g	白芍9g	白术9g	黑顺片9g
当归9g	川芎9g	泽泻12g	薏苡仁30g
熟地20g	生姜9片		

中药5剂。服法如前。

病案分析

患者头昏为主证，头昏欲跌，此为“头眩，振振欲僻地”，舌淡胖，脉无力，选方真武汤。合用当归芍药散，养血利水。方证对应，效果良好。三诊患者月经后症状加重，为虚证，血虚所致，合用四物汤养血补虚。

患者以头蒙为主诉，脉无力，三阴病；怕冷，少阴病，舌苔水滑，水分病，处方真武汤。伤寒第82条："太阳病发汗，汗出不解，其人仍发热，心下悸、头眩、身瞤动，振振欲擗地者，真武汤主之。"下眼睑淡为贫血征象，合方当归芍药散，舌苔腻，加薏苡仁，一诊开方5剂；二诊头蒙减轻，效不更方，续服10剂；三诊头蒙基本消失，月经后头蒙加重，脉无力血虚，原方合四物汤，续服5剂。

十二、帕金森病显效案

孙某，男，55岁，江苏盐城人。

【初诊】2024年1月14日。

【主诉】肺结节，帕金森症。

【刻下症】2019年检查出帕金森症；吃饭时出汗，脉有力；舌质淡，苔薄白腻，边齿痕，舌头偏。

【处方】栝楼桂枝汤合大承气汤合古今录验续命汤。

川芎 9g	炙甘草 6g	炒苦杏仁 6g	干姜 9g
生石膏 30g	桂枝 9g	麻黄 6g	党参 15g
当归 9g	麸炒枳实 9g	芒硝 6g	姜厚朴 12g
天花粉 12g	白芍 9g	大黄 1g	生姜 6片

中药5剂。日一剂，水煎服，早中饭后温服。

【二诊】2024年3月3日。

手指僵硬颤抖好多了，脉有力；舌质淡，苔薄白，边齿痕；效不更方，增加一倍的量。

【处方】栝楼桂枝汤合大承气汤合古今录验续命汤。

川芎 18g	炙甘草 12g	炒苦杏仁 12g	干姜 18g
生石膏 60g	桂枝 18g	麻黄 12g	党参 30g
当归 18g	麸炒枳实 18g	芒硝 12g	姜厚朴 24g
天花粉 24g	白芍 18g	大黄 2g	生姜 6片

中药 14 剂。服法如前。

病案分析

左侧僵硬痉病，用栝楼桂枝汤、大承气汤，舌头偏用古今录验续命汤。

十三、手木医案

杨某，女，35 岁。

【初诊】2024 年 3 月 16 日。

【主诉】手木。

【刻下症】颈椎病，怕冷，出汗少，无口苦口干，无口渴，纳可，眠可，二便正常，舌质淡有齿痕，苔薄，脉无力，左手脉的力量明显小于右手。

【诊断】虚劳。

【处方】黄芪桂枝五物汤合四物汤。

黄芪 30g	桂枝 9g	白芍 20g	炙甘草 6g
生姜 60g	生地 15g	川芎 9g	当归 20g
大枣 30g			

中药 7 剂，日一剂，水煎服，早晚饭后温服。

【二诊】2024 年 3 月 23 日。

手木变为手麻，症状减轻，效不更方，继服 6 剂，服法如前。

病案分析

患者以手木为主诉，金匮病定为血痹病："血痹阴阳俱微，寸口关上微，尺中小紧，外证身体不仁，如风痹状，黄芪桂枝五物汤主之。"选方黄芪桂枝五物汤，患者脉无力，并且左手脉的力量明显小于右手脉的力量，这是血虚，合四物汤；一诊开方 7 剂，二诊时手木症状减轻，由木变为麻，原方不变，续服 6 剂。

十四、甲亢医案

王某，女，32 岁。

【初诊】2024 年 3 月 9 日。

【主诉】甲亢，血糖高。

【刻下症】空腹血糖 6.8mmol/L，产后 8 个月，近 10 天消瘦 10 斤，口渴喝水不解渴，出汗多，心烦，心慌、气短、乏力。舌质淡，苔薄，芤脉。

【处方】炙甘草汤加五倍子。

炙甘草 45g	西洋参 6g	桂枝 9g	麦冬 45g
炒火麻仁 6g	大枣 30g	生地 30g	黄明胶 6g（烊化）
五倍子 9g			

中药 14 剂，日一剂，黄酒半瓶，水 800ml 煎服，早晚饭后温服。

【二诊】2024 年 3 月 24 日。

空腹血糖 5.6mmol/L，一诊方不变，加黄酒煮药，继服 14 剂，服法如前。

【三诊】2024 年 4 月 7 日。

空腹血糖 5.0mmol/L，心慌气短消失，乏力减轻，体重增加 3 斤，月经量少好转。二诊方继服 14 剂，服法如前。

【四诊】2024 年 4 月 20 日。

心慌消失，病愈。

病案分析

患者甲亢伴有血糖高，脉为芤脉，首先定为虚劳病。患者症状有心慌心跳快，出汗多，虚劳病里治疗心慌的处方是炙甘草汤。“附方《千金翼》炙甘草汤——云复脉汤。治虚劳不足，汗出而闷，脉结悸，行动如常，不出百日，危急者，十一日死。”口渴喝水不解渴，这是消渴病。消渴小便不利淋病脉证病治第十三原文：“渴欲饮水不止者，文蛤散主之。”

文蛤即五倍子，故最后处方炙甘草汤加五倍子，一诊开方 14 剂；二诊空腹血糖由原来的 6.8mmol/L 降到 5.6mmol/L，效不更方又开 14 剂；三诊血糖降为 5.0mmol/L，心慌气短消失，乏力减轻，并且体重还增加了 3 斤，疗效明显，效不更方，续服 14 剂；四诊诸症消失，疾病痊愈。

十五、手腕脚腕发凉医案

王某，女，53 岁。

【初诊】2024 年 5 月 18 日。

【主诉】手腕凉，脚腕凉。

【刻下症】小腿凉，胃凉，吃凉东西难受，怕风，无口苦口干，眠可，二便正常，舌质淡有齿痕，脉无力。甲胎蛋白：9.8mg/L。

【处方】当归四逆加吴茱萸生姜汤合附子理中汤。

桂枝 9g	白芍 9g	当归 9g	细辛 3g
通草 3g	大枣 30g	吴茱萸 3g	党参 9g
白术 9g	干姜 6g	炙甘草 6g	黑顺片 9g（先煮）
生姜 9 片			

中药 14 剂。日一剂，水和黄酒煎服（每次煎药加 250ml 黄酒），早晚饭后温服。

【二诊】2024 年 6 月 1 日。

手腕、脚腕凉好多了，小腿凉、胃凉好多了，夜间小便次数多，上方不变，14 剂，服法如前，再加中成药右归丸一起服用。

病案分析

1.《伤寒论》第 351 条：“手足厥寒，脉细欲绝者，当归四逆汤主之。”

2.《伤寒论》第 352 条：“若其人内有久寒者，宜当归四逆加吴茱萸生姜汤。”

3.《伤寒论》第 386 条:"寒多不用水者,理中丸主之。"
4. 上方患者手脚凉,脉无力,厥阴病,当归四逆加吴茱萸生姜汤。
5. 胃怕凉,理中丸。

十六、双下肢水肿医案

李某,女。

【初诊】2024 年 7 月 6 日。

【主诉】双下肢水肿。

【刻下症】怕冷,容易感冒,感冒后出凉汗,肩周炎,舌质淡胖,脉无力。

【诊断】水肿(太阳少阴同病)。

【处方】桂枝加附子汤合真武汤。

茯苓 9g	白术 9g	白芍 9g	黑顺片 9g(先煮)
桂枝 9g	炙甘草 6g	大枣 30g	生姜 6 片

中药 7 剂,日一剂,水煎服,早晚饭后温服。

【二诊】2024 年 7 月 13 日。

下肢水肿减轻,伴有乏力。一诊方加三仙汤。

茯苓 9g	白术 9g	白芍 9g	黑顺片 9g(先煮)
桂枝 9g	炙甘草 6g	大枣 30g	仙茅 9g
淫羊藿 15g	仙鹤草 30g	生姜 6 片	

中药 7 剂,服法如前。

病案分析

1. 怕冷,容易感冒,出凉汗,脉无力,桂枝加附子汤。
2. 下肢水肿,舌质淡胖,脉无力,为少阴病,真武汤。

十七、手脚麻凉医案

王某，女，56 岁。

【初诊】2024 年 7 月 6 日。

【主诉】手脚麻凉多年。

【刻下症】怕冷，出汗多，口不渴，嗓子不疼，纳可，眠差，二便正常。舌质淡有齿痕，苔腻，脉无力。

【诊断】虚劳病。

【处方】黄芪桂枝五物汤合当归四逆加吴茱萸生姜汤加薏苡仁。

黄芪 30g	桂枝 9g	白芍 9g	大枣 30g
当归 9g	细辛 3g	吴茱萸 3g	通草 6g
炙甘草 6g	生姜 6 片		

中药 7 剂，日一剂，水煎服，早晚饭后温服。

【二诊】2024 年 7 月 21 日。

喝第 2 包后手麻就减轻了很多。处方不变，继续服药 7 剂，服法如前。

病案分析

患者以手脚麻凉为主诉，根据伤寒病病脉证治，脉无力手脚凉，厥阴病，当归剂，出汗多，桂枝剂，同时含有当归和桂枝的处方有四个：没有心烦，排除乌梅丸；没有咽喉不利、拉肚子，排除麻黄升麻汤；最后选方当归四逆汤。因患病时间长，加吴茱萸、生姜。《伤寒论》第 351 条："手足厥寒，脉细欲绝者，当归四逆汤主之。"《伤寒论》第 352 条："若其人内有久寒者，宜当归四逆加吴茱萸生姜汤。"手麻，脉无力，金匮病为血痹病，齿痕舌，黄芪桂枝五物汤，舌苔腻加薏苡仁，一诊处方当归四逆加吴茱萸生姜汤合黄芪桂枝五物汤加薏苡仁，7 剂；二诊自述喝第二顿手麻减轻很多，效不更方，7 剂。

十八、打呼噜特效方医案

某男，40 岁。

【主诉】颈椎病多年，家属说夜里打呼噜震天响，要求一块儿治疗。

【刻下症】轻易不出汗，怕冷。舌质淡，脉有力。

伤寒病病脉证治：

【病】太阳病。

【脉】脉有力。

【证】怕冷，不出汗，脖子不舒服，打呼噜。

【治】葛根汤加青皮、白英、威灵仙。

葛根 40g	麻黄 9g	桂枝 6g	生姜 6 片
炙甘草 6g	白芍 6g	大枣 9g	青皮 12g
白英 20g	威灵仙 15g		

服药半个月后患者反映颈椎病好了，打呼噜明显减轻，改为桂枝加葛根汤加青皮、白英、威灵仙。

葛根 40g	桂枝 9g	白芍 9g	炙甘草 6g
生姜 6 片	大枣 9g	青皮 12g	白英 20g
威灵仙 15g			

继续吃了一个月中药，患者打呼噜消失。

病案分析

现在大家手机不离手，颈椎病天天有。患者有颈椎病，夜里打呼噜震天响，要求一块儿治疗，轻易不出汗，怕冷，舌质淡，脉有力。用了葛根汤加青皮、白英、威灵仙。半个月后患者反映打呼噜明显减轻，二诊的时候就改成了桂枝加葛根汤加青皮白英威灵仙，为什么？因为患者吃了葛根汤以后出汗了，就从麻黄剂改成了桂枝剂。又吃一个月，打呼噜消失。

青皮＋白英＋威灵仙是打呼噜的特效药，这个青皮＋白英＋威灵仙是任之堂余浩老师用来治疗扁桃体肥大的，扁桃体三药；后来我们把它用到小儿腺样体肥大、打呼噜；再后来我们又用到成人打呼噜，有效率超过50%。

我临床总结了一下，打呼噜主要见于两种情况：

第一种情况，主要见于小儿的腺样体肥大。

第二种情况，见于睡眠呼吸暂停综合征，那不就是打呼噜吗？这就是说经方的症状要与患者对上号。现在是中西医结合的年代，完全规避用西医的方法已经不可能了，治疗打呼噜也是这样。打呼噜还见于高血压，你考虑过它们二者之间的联系了吗？似乎没人考虑过，那么我们能不能通过治疗打呼噜把高血压的疗效再推进一步？这是完全可能的。

十九、身上蚁行感特效方医案

某女，21岁。

【主诉】自觉胳膊上有蚂蚁爬行感。

【刻下症】舌质淡，边齿痕，脉无力。

金匮病病脉证治：

【病】湿病。

【脉】脉无力。

【证】胳膊上有蚂蚁爬行感。

【治】防己黄芪汤。

防己10g　　黄芪11g　　生白术8g　　甘草6g

7剂之后症状消失。

《金匮要略·痉湿暍病病脉证治第二》："风湿，脉浮，身重，汗出恶风者，防己黄芪汤主之。"

病案分析

大家首先要记住“身上蚁行感”，患者会说有蚂蚁在爬，还有的人说像有小虫子在爬，这两个症状特效方都是防己黄芪汤。像这样的病案也是经常能碰得到的。我前年治了一个病人，带状疱疹后遗痛的老人，女性，大概70来岁，带状疱疹后遗痛，大概痛了19年，去过很多医院，也不治好，她说：“疼就疼吧，还天天折磨我，花钱，还得喝药，还得针灸。”她女儿是安阳的，带她到我这里看病。我说你把舌头伸出来，一看是齿痕舌，什么证？黄芪剂证，我们先把大方向给定了。然后我对她说：“你不用再说你疼的事了，我肯定知道你疼，说点别的症状吧”。患者说脸上时不时就有蚂蚁爬行的感觉。什么方？防己黄芪汤，七天就好了。她吃到第三天的时候就一点儿都不疼了，吃了七天带状疱疹后遗痛好了。

所以诊断是关键，防己黄芪汤证只要你诊断正确了，就会有这么神奇的疗效。她一说蚂蚁爬感，我就知道了，看得非常快。两分钟不到就给患者开了方，吃了就好了。我治疗时开方越快，效果越好，开方越是时间短，把握越大。

二十、痔疮特效方（汉方经验方）医案

某女，29岁。

【主诉】痔疮疼痛出血。

【处方】乙字汤；补中益气丸，每次4丸，一天2次；地榆槐角丸，每次一丸，一天2次。

柴胡 12g	黄芩 6g	甘草 6g	大黄 3g
当归 15g	升麻 3g		

7剂之后痔疮不疼了，也不出血了，又吃两周，痔疮消失。

忌烟、酒、辣椒。

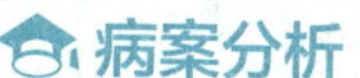

痔疮的特效方是乙字汤，另外，补中益气丸吃仲景牌的，地榆槐角丸吃同仁堂的，规定一下厂家，有效率非常高，回去用就行了。只要吃上这些药，治疗效果就有保证了。

二十一、乳腺结节、甲状腺结节、肝囊肿变小医案

李某，女，42岁，郑州人。

【初诊】2024年4月20日。

【主诉】怕冷，出汗；口干，嗓子不痛；不能吃凉的，冬天手脚凉；多梦；便秘；甲状腺结节、乳腺结节、肝囊肿；盆腔积液；月经正常；脉无力。舌质淡，苔薄白，边齿痕；腹诊：无压痛。

【处方】柴桂姜当归芍药散合消瘰丸。

川芎 9g	炙甘草 6g	天花粉 12g	干姜 9g
白术 9g	泽泻 15g	牡蛎 6g	黄芩片 9g
白芍 15g	茯苓 12g	桂枝 9g	当归 9g
柴胡 24g	煅牡蛎 15g	浙贝母 12g	玄参 30g

中药7剂，日一剂，水煎服，早晚饭后温服，芋头粉冲服三包。

【二诊】2024年4月27日。

便秘好转；仍有盆腔积液；脉无力；舌质淡，苔薄白，边齿痕。

治疗盆腔积液加薏苡仁30g、益母草30g；治疗囊肿加皂角刺、瞿麦；治疗结节和囊肿加天葵子。

【处方】柴桂姜合当归芍药散合消瘰丸加薏苡仁30g、益母草30g、皂角刺3g、天葵子2g、瞿麦50g。

川芎 9g	炙甘草 6g	天花粉 12g	干姜 9g
白术 9g	泽泻 15g	牡蛎 6g	黄芩片 9g

白芍 15g	茯苓 12g	桂枝 9g	当归 9g
北柴胡 24g	煅牡蛎 15g	浙贝母 12g	玄参 30g
干益母草 30g	薏苡仁 30g	皂角刺 3g	天葵子 2g
瞿麦 50g			

中药 14 剂。

【三诊】2024 年 5 月 18 日。

脉无力；上次处方合上散结方。

【处方】柴桂姜当归芍药散合消瘰丸合散结方加益母草 30g、薏苡仁 30g、皂角刺 3g、天葵子 2g、瞿麦 50g。

川芎 9g	炙甘草 6g	天花粉 12g	干姜 9g
白术 9g	泽泻 15g	黄芩 9g	白芍 20g
茯苓 12g	桂枝 9g	当归 9g	柴胡 24g
浙贝母 12g	玄参 30g	益母草 30g	薏苡仁 30g
皂角刺 3g	天葵子 2g	瞿麦 50g	蒲公英 10g
盐橘核 10g	路路通 10g	山慈菇 3g	夏枯草 5g
牡蛎 30g	丹参 30g		

中药 14 剂。服法如前。

【四诊】2024 年 6 月 2 日。

乳腺结节消失；甲状腺结节缩小、肝囊肿变小；效不更方，皂刺加至 6g。14 剂，服法如前。

二十二、肺结节医案

耿某，男，60 岁。

【初诊】2023 年 3 月 18 日。

【主诉】肺结节。冠状动脉狭窄；心律不齐；舌质淡，舌中裂纹。

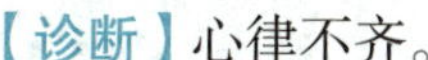

【诊断】心律不齐。

【处方】炙甘草汤加薏苡仁。

炙甘草 12g	西洋参 6g	桂枝 9g	生地 30g
麦冬 45g	火麻仁 6g	薏苡仁 30g	阿胶 6g（烊化）

中药 6 剂。日一剂，水煎服，早晚饭后温服。

【二诊】2023 年 3 月 25 日。

睡前胸闷，右小腿静脉血栓，手麻木，无痔疮，无皮肤病，无鼻炎；舌质红舌中裂纹；脉搏指；一诊方合四妙勇安汤。

炙甘草 12g	西洋参 6g	桂枝 9g	生地 30g
麦冬 45g	火麻仁 6g	薏苡仁 30g	阿胶 6g（烊化）
五味子 5g	玄参 30g	金银花 30g	当归 30g

中药 14 剂。服法如前。

【三诊】2023 年 4 月 22 日。

腿疼消失，手麻好转，二诊方加仙鹤草 30g，21 剂，服法如前。

【四诊】2023 年 9 月 24 日，吃药后肺结节消失。

病案分析

《伤寒论》177 条：“伤寒。脉结代。心动悸。炙甘草汤主之。”

“附方《千金翼》炙甘草汤——云复脉汤。治虚劳不足，汗出而闷，脉结悸，行动如常，不出百日，危急者，十一日死。”

患者搏指脉，为虚劳病。心律不齐，舌中裂纹，选用炙甘草汤。

二诊患者因右小腿静脉血栓导致腿痛，合用四妙勇安汤清热养阴、活血止痛。

患者服药 4 次后肺结节消失，看似意外之喜，实则说明纯中医经方辨证治疗效果显著。

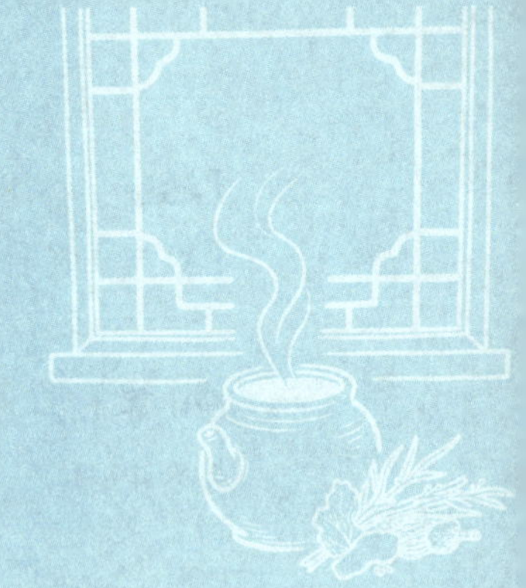

附 录

弟子跟诊感悟

1. 跟随张庆军恩师学习感悟

弟子：李博

虽然我母亲从事的是中医临床工作，但我是半路才开始学习中医的，因为 30 多岁时出现腰椎间盘突出，去医院拍片、输液、电疗，一顿操作，毫无用处，疼痛依然存在，最后通过朋友介绍了一位正骨老师，只去正骨了一次，竟感觉好转了百分之七十，基本不疼了，从此算是与中医结下了缘分，开始慢慢走上了自学中医的道路，听了徐文兵老师讲的《黄帝内经》，读了刘力红老师的《思考中医》，算是第一次接触伤寒六经辨证，当时感觉只有两个字："高深"。

我感觉中医的大门慢慢打开了，虽然有时面对孩子的感冒经常还是一头雾水，但好在已经彻底摆脱了退烧药和输液带来的伤害。因为对中医兴趣越来越大，后来找了本地的一位民间老师准备跟诊学习，他也是半路学医的，直接拜本省一位极高名气的老中医为师，但是我在跟诊期间，感觉毫无抓手，因为这位老师基本还是时方派，开的方子很大，一般都是 25 味药起步。老师脉诊水平比较高，患者也比较多，虽然老师师德出色，但无奈我自己基础比较差，也没有学出来个一二三。其间看大学的中医教材基本属于一头雾水，而且也无法专心看下去。直到学习了倪海厦老师的伤寒、金匮等视频课程，慢慢地才有了点头绪，又学习了郭生白老师的讲课视频，经过一些简单的临床应用，治好了自己的病。家人还有朋友偶尔有个感冒发烧找我来治，效果很快，基本上第二天就好转了大半，自己也对学习中医越来越有信心。慢慢地，我开始对感冒外的其他病试着临床，可能是初生牛犊不怕虎，经常能取得对一些很好的效果，不过人生就是当你骄傲的时候就开始收拾你了，一些朋友在找我治疗其他疾病的时候，我时常感觉毫无头绪，开的方子后来想想，其实都是靠猜测和瞎蒙开出来的，所以效果非常不稳定。

在考取了执业医师证后我依然懵懂，直到偶然间看到了张庆军老师的培训课讲稿《打开经方这扇门，郑州班》，读了之后，爱不释手，醍醐灌顶，就像打通了任督二脉一样。尤其是张老师极其强调有表先解表，表解后再治痞，痞症治完再治其他的疾病，不管是小病还是癌症，都是按这个顺序。

之前我只知道在患者有发热症状的时候要解表，面对没有发热的内科疾病，我从来不知道要先解表，也几乎没有见到哪本书里明确写清楚内科病也要先解表，更不知道痞症的顺序这么靠前。后来按照张老师的病脉症治理论，马上用解表法治好了一个属于太阳病的长期大便不爽的患者，才知道原来病是可以这么看的，这和之前小便不通的提壶揭盖法确实是有点类似，可是面对大便不通的问题，是不是大部分大夫都会想到用大黄、枳壳、厚朴等通下药呢，谁能想到大便不通，也能用汗法治好呢？

紧接着我治疗了一个长期的胃病患者，病是太阳病合并太阴病，定方小青龙汤，只喝了七天药，患者说效果超级好，基本上胃好转了百分之七十，比之前喝了两个月的胃药效果都好得多，而且停药后效果很稳定。患者十分开心，我也有些惊讶，原来就知道中药针对外感病如果对症了效果极好，没想到针对内科疾病也可以做到如此迅速，一方面感慨经方的伟大，更庆幸自己接触到了能读懂仲景本意的张庆军老师。回想起之前我的家人生重病时，为什么坚信中医但是吃中药后就是效果不好，从技术顺序来看的话，可能就是没有解表的原因，回想起来确实是有表证一直存在，但某种程度上也说明当代中医的思维和古代中医差距还是很大。中医振兴之路任重道远。

2023 年我有幸作为弟子拜入老师门下，平时跟随老师出诊学习，不仅看到了老师运用经方治疗各种恶性肿瘤、股骨头坏死、强直性脊柱炎、脑卒中后遗症、血液病等疑难杂病，这些在老师的书中都毫无保留地分享了出来，更让我钦佩的是老师内心的通达，有些出名的大夫会有名人包袱，脾气和傲气都变大了，但张老师一直都是低调的、幽默的、和蔼的，一直都说自己所理解的伤寒论连张仲景的十分之一都不到，我们最多能做到把张仲景的医法用好，至于为什么这么用，我们必须回到古人的思维上去才有可能，而那是更艰难的路，所以在繁忙的临床看病之外，老师基本每周都看一两本书，持续精进自己的医术。这些不是嘴上的谦虚，是真正的内求大道。

在张老师的带领下，我相信学生们的技术和心态都会越来越精进的，让真正的传统中医理法一代代薪火相传。

2. 跟师张庆军老师感悟

弟子：常晓伟

我是一名妇产科的副主任医师，在没有走进病脉证治体系之前，临床上做的最多的就是“刀光剑影”的妇科手术工作。说起来惭愧，想要做一名称职优秀的妇产科医生，如果不懂中医，哪怕你勤奋第一，初心永远不改，也是做不到的。因为临床上碰到的月经紊乱、内分泌不调等常见妇科病，单纯靠西医的雌孕激素理论，可以说是治标不治本，且有不可回避的副作用问题，如果保守治疗搞不定，难道都要“切”吗？！卵巢囊肿、子宫肌瘤、乳腺结节难道也只有“切”吗？！做一名妇产科医生的终极目标，就是要当一名“顶级手术匠”吗？！当内心无数遍思考这个问题的时候，潜意识就会尽全力想办法解决的。

缘分使然，像平常一样，空闲之余，我偶然在手机上刷到了一节免费的中医课程，张庆军老师讲解芍药甘草汤的应用，正好当时我比较闲，那就打开来听听吧。这一听不要紧，从此打开了中医病脉证治体系的大门。张庆军老师深入浅出，用最通俗易懂、简洁的方式方法把我带入了这个体系。我以前曾经写过一篇文章，内容是说病脉证治体系就像是中医当中的狙击手，就像经纬坐标，只要辨证精准，就可以做到正中靶心。芍药甘草汤治疗的就是脉无力，阴虚的证型。只要在临床上碰到舌质红、脉无力的患者，不管她是什么病，用了就有效。这种抓住精髓、找到核心病机的中医教学方式，让人思路清晰，只要用心，学了就可以做到灵活运用，能当一名有灵魂并且可以举一反三的医生，这个正是我想要的。一路走来，也有 7 个年头了。

下面再简述两个属于疑难杂症的外阴白斑医案。

外阴白斑，医学上被称为外阴白色病变，是女性外阴皮肤和黏膜出现色素改变的一组慢性疾病，主要包括外阴慢性单纯性苔癣和外阴硬化性苔癣。虽然外阴白色病变的确切病因尚不明确，但外阴慢性单纯性苔癣可能与外阴潮湿和过度刺激有关，外阴硬化性苔癣可能与自身免疫、遗传、外伤及慢性刺激、感染、内分泌等因素有关。不明原因的瘙痒和反复搔抓也可引发该病。

患者中，绝经后妇女占 80.4%，40 岁左右的妇女和幼女也属于高发人群。病程较长，治疗难度较大，容易复发。主要症状为外阴瘙痒，可伴有不同程度的色素减退、皮肤增厚或萎缩，外阴硬化性苔癣在晚期可伴有排尿困难、性交困难等症状。外阴白斑疾病无传染性。

治疗原则是控制瘙痒，恢复病变皮肤正常形态，主要治疗手段包括药物治疗和手术治疗，但复发概率相对较高。保持外阴皮肤清洁干燥，避免食用刺激性食物等日常保健措施对治疗和预防该疾病有积极影响。

总之，单纯用西医思维治疗这个病难度极大。患上这个病的病人是最有深切体会的。

病案 1

某女，68 岁。外阴长期顽固性瘙痒，甚至到了寝食难安的地步。因传统思想作怪，觉得难以启齿，一直没有得到很好的治疗。等到与我结缘来就诊的时候，已经被确诊为外阴白斑，程度比较严重。

【妇科检查】

外阴：大阴唇有轻度萎缩，两侧小阴唇颜色发白，有明显裂口。阴蒂脚处有皲裂、粗糙，黏膜颜色发白。阴道口和会阴后联合处黏膜颜色发白，萎缩干燥。以上部位因为瘙痒剧烈，有明显抓痕裂口。

阴道：黏膜萎缩，皱襞变浅。有少许稀薄白色分泌物，无异味。

宫颈：光滑，黏膜颜色粉红，正常大小。宫颈口内侧有绿豆大小息肉样赘生物。触之有少量出血。

子宫：前位，正常大小，活动度可。有轻度萎缩，无明显压痛。

双附件区未触及异常，无明显压痛。

患者口唇干燥起皮，经常用手不自主地去撕嘴唇上的干皮，手心发热，脚凉。睡眠质量不太好，经常便秘。脉无力。舌尖红，舌质淡苔薄白。

据病脉证治辨证用方：

病：《金匮要略》妇人杂病。

脉：脉无力。

证：口唇干燥、手心发热。

舌诊：舌质淡，苔薄白，舌尖红。

治：温经汤加减，同时配合局部治疗。

效：治疗 5 天后瘙痒症状全部消失。

治疗半个月后，白斑处黏膜颜色恢复正常。患者对治疗效果非常满意。

病案 2

某女，28 岁，办公室职员。

自诉大概 4 年前，外阴开始出现明显瘙痒。当时觉得是因为肥胖，长期坐在那里不动，把下身捂得不透气、发炎造成的，当时用了一些抹的药膏和洗剂，临时缓解一下症状。但是后来瘙痒的次数越来越多，程度更加严重。在当地三甲医院就诊，被确诊为外阴白斑。经过糖皮质激素治疗，疗效欠佳，经常反复发作，遂转投中医。

妇科检查：

外阴：右侧小阴唇与大阴唇粘连融合，皮肤黏膜皲裂发白，局部萎缩，裂口非常明显。患者自述瘙痒剧烈。

阴道：有少量淡黄色分泌物，无异味。

宫颈：中度肥大，质韧，黏膜淡粉色。分别在 3：00、5：00、9：00、11：00、1：00 处有数个纳氏囊肿。

子宫：后位，正常大小，活动度可，无明显压痛。

双附件区未触及异常，无明显压痛。

患者习惯性便秘多年，晨起口干口苦，怕冷。睡眠浅，容易做梦。因为长期外阴瘙痒，心情抑郁焦虑。舌质淡红苔腻。双脉滑而有力。

据病脉证治辨证用方：

病：三阳合病。

脉：脉有力。

证：口干口苦，怕冷，便秘，睡眠浅，多梦，焦虑，外阴瘙痒明显。

舌诊：舌质淡红苔腻。

腹诊：无明显压痛。

治：柴胡加龙骨牡蛎汤加减，同时配合局部治疗。

效：治疗一次后，瘙痒症状完全消失。

治疗一周后裂口变平，黏膜明显开始滋润，不再那么干燥。黏膜颜色部分恢复正常。

治疗半个月后黏膜颜色完全恢复正常。

3. 我的中医之路

弟子：朱钧泽

时光荏苒，岁月悠悠。弹指一挥间，人生的脚步已走过 29 个春夏秋冬。回首过往，最大的欣慰就是坚定不移地选择了中医之路。

我不是中医世家，也不是自幼研习，而是因为高一时复发的一场大病，促使我在填报高考志愿时义无反顾地选择了学医，并且是中医。

大学之前，我生活在一个五线的小城市，小学二年级一次普通的感冒，因为不当的治疗，导致长时间高烧不退，父母拿着东拼西凑的看病钱，把我从小城转到地级市，再转到省会城市，住进了老百姓认知中最厉害的省级三甲医院。在那里做了胸骨骨髓穿刺，我永远也忘不了当针头刺破骨头开始抽取骨髓时的那种痛苦，往外抽吸的一瞬间感觉自己被什么东西抓住了不能动，好像把我的意识灵魂都在往外抽吸，那种感觉太难受了，现在想想还心有余悸。

虽然在省城医院治疗了 20 多天，排除了白血病，却也未见明显好转，在科室主任建议下又转到了北京。在北京儿童医院住了 20 多天治疗的效果并不理想，最后在解放军总医院确诊为成人 Still 病（中医称幼年类风湿）。

出院后，我的病复发了三次，一次比一次难治，2012 年底在高一下学期，这次是我生病以来最严重的一次，在 301 医院住院第一周我就瘦了十斤，之后是发烧带来了一系列并发症，心包积液，黄疸，胸闷，咳嗽，呼吸困难，因长期卧床不起，下肢肌肉开始萎缩，肠蠕动也变慢了，大便只能靠开塞露，每天吸着氧气，床头一级护理的红灯一直亮着，好像预示着我这次逃不掉了，并且每次的退烧对我来说像渡劫一样，高烧时难受，退烧时更难受，尤其是开始出汗的同时伴随有莫名的全身疼痛，我害怕极了，当时真实的想法是给我一个痛快让我死了算了，这样就不用忍受这种痛苦，也不用再让家里为我四处借钱治病了，但是我又想出院去见见我的高中同学和老师们，我的高中班主任知道我的病情，在班里为我组织了捐款，我特别感谢我的高中老师，想出院后当面感谢他，所以我每次挺不住了，就想想我的老师、同学，我也想着如果将来我好了出院了，我一定要当一名医生，当一名能帮助患者解决痛苦的医生，我不想再让人经历我那些痛苦了。

与病魔抗争了一个多月，在医院各种方案都用过之后未见痊愈情况下，妈妈选择领着我出院居家调养。或许是冥冥之中的注定吧，一个被医院下了病危通知的成人Still病患者，出院不治疗了，在妈妈的细心照顾下居然挺了过来。

一段段生不如死的西医治病经历，加上妈妈“西医治标，中医治本”的思维理念，坚定了我未来要做一名好中医的决心，让我成为了一名辽宁中医药大学杏林学院的一名学生。

大学五年，我算是按部就班，在认真学习中医知识的同时，不知不觉间迷恋上了《伤寒杂病论》，开始背伤寒，读伤寒的相关书籍，没事也在网上搜索伤寒的文章。一个偶然的机会，一位网名“绞尽脑汁”的老师给我留下了非常深刻的印象，他经常在华夏中医论坛上发布自己治疗各种疑难杂病还有癌症的医案，用的都是经方，最后都治好了，我看完之后被深深震撼，这不就是我要寻找的名师嘛！经过仔细查找，终于加到了老师的微信。

讲到这里，大家都能猜到这位老师是谁了吧！对，就是我现在的恩师——张庆军老师。

2019年老师发朋友圈说要招生开始办网络培训班，我非常兴奋立马报名，老师当时招生的时候说了办班的目的是为了培养顶尖的中医人才，虽然他不是顶尖中医，但是有信心培养出顶尖中医，就像考上清华北大的学生，他们的老师并不一定是清华北大毕业的一样。

我还记得老师讲的第一节网络课是小柴胡汤，通过小柴胡汤的病案，告诉我们如何辨少阳病；什么是病脉证治；即便是癌症，只要辨出是少阳病，照样可以用小柴胡汤治疗，并且用了就有效，中医的病脉证治不受西医检查结果的影响；经方里所有的处方可以任意组合，不要有限制，前提是必须根据病脉证治的结果来组合；光听了这一节课的内容，就感觉自己入了中医的大门，找对老师了，我心中的目标能实现了！而且每次讲完之后老师都会让大家提问，老师再一个一个详细解答，毫无保留地传授着自己的经验，还会问这样的学习形式大家能学会吗？大家都在群里回答：能！

那时候最期待的就是晚上老师的一小时网络直播课，一期的网络课老师把伤寒的体系给我们搭好了，二期网络课主要讲金匮，听完之后把金匮的辨病体系也建立起来了。其中有一节课让我印象深刻，老师给我们讲水气病里的风水，在临床上急性肾炎最常见的就是风水，特别是越婢汤、越婢加术汤类型，这些急性肾炎病人如果用西医的方法治疗，就是去输液，去利尿，上激素，慢慢就会变成慢性肾炎，再变成肾功能不全再到尿毒症，透析，换肾。后果非常可怕。如果病人一开始就用越婢汤治疗，以后则不会变成慢性肾炎。这就是经方的巨大好处。老师在讲课的最后说了一句让我非常震撼的话：“只要学会了风水，掌握了风水的治疗方法就可以救很多人，我们群里100多人，大家一年救一个人，一年也能救100多人。这也是我推广病脉证治的最大心愿，多救病人！”听完我的心情久久无法平静，我知道自己跟对老师了，我学医的目的不就是想帮助患者解决痛苦吗？老师是有大愿力的人，张锡纯说过“人生有大愿力，而后有大建树。”就这样，从2019年的第一期网络课，一直跟到了第七期网络课，在这期间也学以致用地帮家里人、帮同学解决了一些问题，用的都是老师网络课教授的病脉证治。

不知不觉间，已经跟恩师学习了5个年头。也正因如此，在2023年专硕毕业后，毅然选择了体制外从医之路，选择在张仲景国医馆开始了我的半跟师半坐诊的生活。

刚开始坐诊第一步就是写个人简介，第一步很重要。张老师特意叮嘱，不能多写，现在医师简介写的越来越多，你写的真的都能治好吗？你真的是全能吗？显然不是，要有自己的特色，要搞专科、搞专病。因为青年医师有一个不能避免的不能算是缺点的缺点，就是看着太年轻了，都说老中医……老中医，老了才有吸引力啊，你写的疾病越疑难，病人越不相信，所以就选常见病，常见病看好了，你的患者也不会少，于是我定了咳嗽专科。

跟师的日子总是过得很快，一晃跟诊也有一年了，这期间不光收获了知识，在老师身上我还看到了他对待患者的无比耐心，对专业上的不懈追求，都使我受益匪浅！

有几个场景让我印象深刻：

一、地铁口看病

那是跟诊的第二天，老师忙了一天的门诊刚结束，要从郑州赶高铁回汤阴，结果刚走出医馆的大门，就有患者追上来拦着让老师给看看，当时如果不走的话就赶不上高铁了，老师只能边往地铁口走，边进行问诊，即便那么着急的情况下，也没有对患者敷衍了事，走到地铁通道给患者把了脉，为了看清舌苔，又特意把患者拉到亮灯的地方，制定好治疗方案后又叮嘱患者到药店买什么牌子的中成药，一定要买大厂家的，按说明书服用，之后就拿着背包过安检走了。

那一刻老师对我的震撼令我久久不能平静，我以后也要像老师那样诚心对待自己的患者！

二、书店买书

老师最让我佩服的一点是从来不掩饰失败，对于看诊效果不好的病人，会告诉患者，我需要好好研究，等过一段时间再过来，老师真的会把患者放在心上，每隔几周会带着我去新华书店的中医专区看书、买书，告诉我每种病都需要下功夫好好研究，都需攻克，只有达到 70% ～ 80% 的有效率才能讲课。

三、患者的事情无小事

那段时间老师正在对三子养亲汤减肥功效进行验证，有好几个患者效果很好，我正好也有一个患者在微信上咨询，问我有没有什么减肥的中药，我就推荐了三子养亲汤打粉代茶饮，三味药等比例打粉，一次用取 9g，代茶饮泡水喝。我当天告诉她，晚上她就打好粉了，晚上 9 点多，微信告诉我说喝了好辣，辣得直打嗝，还觉得胃疼，想吐，正常吗？我赶紧打电话过去，问到底怎么回事，以前没出现过这种情况呀，问过才知道患者不光把水喝了，把药渣也一起喝下去了，我心里咯噔一下，三子养亲汤里面的白芥子是发泡剂啊，对皮肤黏膜有刺激作用，能引起充血、灼热，甚至发泡，这下坏了，我赶紧告诉她喝错了，药渣是不喝的，光喝煮的水，现在难受可以先喝点蜂蜜水或者牛奶，我安慰了一番。挂了电话，我立马联系老师问怎么办，老师说："你这是没把患者放心上，一直跟你讲患者的事情无小事，她是个外行人，要用最通俗易懂的话讲明白。"第二天我再问时，患者好了，我松了一口气呀，这回是真的长记性了，患者的事情无小事！

周六周日跟师，周一到周四坐诊看病，让我觉得生活很充实，我相信未来的我一定会成为一个像老师一样能为患者解决病痛折磨的好医生。

最后再次感谢张庆军老师的传道、授业、解惑之恩！

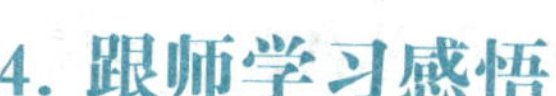

4. 跟师学习感悟

弟子：雷湖

1. 选择大于努力

我接触经方也好多年了，买的书也海了去了，家里有好几柜子，胡希恕胡老的，刘渡舟刘老的，倪海厦倪老的，赵绍琴赵老的，还有日本一些经方。参加的各种班也不少，经方的，针灸的，但总的来说疗效不太高，我这个人比较笨，看书的时候感觉什么病都会治了，可到治的时候却不是那么回事。

我一直以为我这一辈子就这样浑浑噩噩地过去了，有点失望，我自认为我很努力了，我不玩游戏、不追剧，看病之外的时间大都用来看书，可疗效上不去，有时看到治疗效果不好的病人都有些惭愧。

直到有一天我接触到张老师的书——《经方讲习录》，当我拿到这本书时，就被书中新颖的理论震惊到了，我从未见过这样浅显易懂且深刻的理论，当时就在想，如果这本书里的东西写的都是真的，这就是“法”，当之无愧，有了这个“法”，我们不用再去看这个病人既像应该用这个方子又像应该用那个方子，它只能是唯一的方子。随即我联系到张老师，拿到了所有面授班、网络班的资料。

心烦加胆小，就是柴胡加龙骨牡蛎汤，没有其他；脉有力，四肢凉的就是四逆散，没有其他；嘴唇干的就是温经汤，没有其他；爱哭的就是甘麦大枣汤，没有其他，书中写的这些文字让我振奋，我们在临床上看病，要的不就是这个唯一吗？

后来我得到恩师的认可，有幸成功拜入师父门下，到现在跟诊两年了，我能感觉出自己的变化，疗效在不知不觉中逐渐提高，有些病人一说症状，我马上就能反应过来用什么方子，还有一些病人说完症状，摸完脉，我马上就会把他跟老师看过的相似的病人重合在一起。在跟诊时，我们见到的病人都是综合的病症，有时一个病人会合并好几个方证，只要一一辨出，再合方就可以了，疗效显著。

2. 中医的未来在于跟诊

好的中医从来不是学校里走出来的，或者说好的中医绝大部分都跟过名师或家里是搞中医的，但家里搞中医且有真本事的也不太多，自学成才的更是寥寥无几，所以跟着一个有真本事的医生学习是捷径，是最容易成功的方法。我们要善于站到巨人的肩膀上，绝不可闭门造车。老师在书中写到的都是最典型的辨证要点，但在临床上有一些需要见微知著的东西，就要看老师是如何辨出来的，这是真功夫，一定要跟诊，不然得不到其灵魂。

3. 只做两件事，一个是让病人来，一个是把病人治好

有一次去天津跟诊，下高铁时遇到了张老师，中午一起吃的饭，席间张老师说："医生只做两件事，一个是让病人来，一个是把病人治好。"总结的太好了，当医生的可不就这两件事，其他什么医保，什么价格，跟这两件事相比都算不上什么。自此我认真考虑这两句话，自从我认识老师就一直跟诊，这其实就是把病人治好的方法；我们在当今社会，可以通过微信圈，公众号让病人认识我们，这样可以做到让病人来；我还考虑了一件事，就是病人来了如何让病人快速相信我，我不是师父，我也没师父的名气，病人来了我怎样能让病人马上相信我，病人相信我了，在心理上本身就是一种治疗，这是我未来的努力方向。

4. 有表先解表，表解再治痞，痞好了再治其他

"有表先解表，表解再治痞，痞好了再治其他"，师父说这一原则是从伤寒论中总结出来的，并经过了大量验证，跟诊时我们也深刻体会到了这个原则的重要性。老师看病第一步永远都是看有没有表证，通过问诊，通过症状，通过脉象，千方百计地找有没有表证，就算病人是一个明显的痞证病人，老师也要仔细看有没有表证，这太值得我们学习了。老师说我们好多病治不好，就是因为我们只盯着病人说的症状，而忘了有表先解表，忘了找表证。

如果一个病人，我们仔细诊断过，确实没有表证，下一步一定是问有没有痞证，别管病人说的是什么病，是以什么症状为主诉的，就是要找有没有痞证，别的都放到下一步，只要有痞证的，用痞证的处方，治好了痞证，别的好多症状也就消失了。

没有表证和痞证的，再考虑其他，就表证和痞证这两项治下来，也能治好百分之五六十的病人。

5. 经方重病，温病重舌

经方中最重要的是病的诊断，诊治一个病人要先把他归为伤寒六经中的哪一经病，还要归为金匮中的哪个病，就像你要找一个宾馆的207，你先要确定的是这个宾馆是哪个省的，然后再确定是哪个市，哪个街，哪个宾馆，再

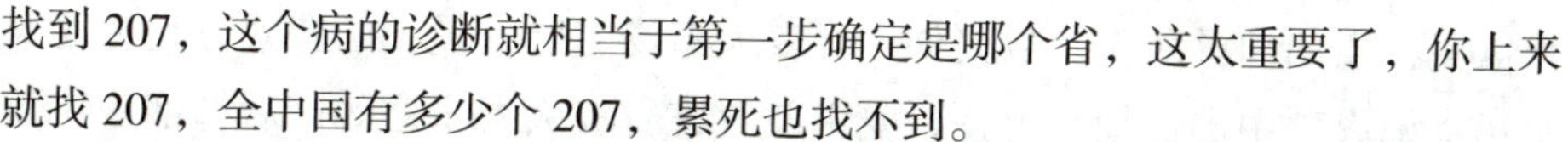

找到207，这个病的诊断就相当于第一步确定是哪个省，这太重要了，你上来就找207，全中国有多少个207，累死也找不到。

温病就是阳明病，最重要的是看舌象，比如三仁汤证、甘露饮证、甘露消毒丹证等都有它固定的舌象特点，老师都总结好了，只要看到哪个方子的舌象就用哪个方子，必定效高。

5. 我的经方之路

——学生王杰

机缘总是在不经意间到来，2023年6月张仲景国医馆安排我跟诊张庆军老师学习，通过一年多的跟诊，彻底改变了我的认知，我读张老师的书，听老师的网络班、面授班，再跟着老师看病开方，当我亲眼目睹老师开出一张张经典的处方时，我对老师的崇拜从敬仰转为彻底的服膺于心。

老师研究经方数年，提倡“病脉证治”。将诊断放在第一位，遵循医圣张仲景的疾病分类方法，临证过程中将六经辨证和金匮辨证融会贯通。

六经辨证分为太阳病、少阳病、阳明病、太阴病、厥阴病、少阴病。太阳病：脉有力，怕冷，麻黄剂，桂枝剂；少阳病：脉有力，既怕冷又怕热（既不怕冷也不怕热），柴胡剂，黄芩剂；阳明病：脉有力，怕热，栀子剂，石膏剂，大黄剂；太阴病：脉无力，腹满，吃凉东西难受，干姜剂，白芍剂；厥阴病：脉无力，手脚凉，当归剂，吴茱萸剂；少阴病：脉无力，四肢凉，精神差，附子剂。

金匮辨证则严格按照条文分析，咳嗽不能平卧为咳而上气，喉中水鸡声，用射干麻黄汤。痰饮咳嗽诊断：咳嗽、胸闷、舌苔水滑，嗓子不痒；眼睛突出肿大，用越婢加半夏汤。历节病诊断标准：不动不疼，一动就疼。血痹病诊断要点：麻木；虚劳病诊断要点：1. 芤脉；2. 劳累后加重，脉无力。肺痈病诊断要点：咳脓血。胸痹诊断标准：胸疼、背疼、短气；肾着汤，腰以下冷痛；肝着汤，欲饮热，欲蹈其胸上。瘀血诊断：1. 口燥，但欲漱水不欲咽；2. 口干燥而渴，脉不数；3. 腹不满，其人言我满。

张老师对经方条文掌握的炉火纯青，在使用经方的时候，他经常会将伤寒论的原文背出来，如遇到柴胡加龙骨牡蛎汤的病人，心烦易惊，身体困重，老师念出，胸闷烦惊，一身尽重，柴胡加龙骨牡蛎汤主之；妇人脏躁，喜悲伤欲哭，象如神灵所作，数欠伸，甘麦大枣汤主之，爱哭的特效方是甘麦大枣汤；妇人乳中虚，烦乱呕逆，安中益气，竹皮大丸主之。产后抑郁症特效方是竹皮大丸；发汗后，身疼痛，脉沉迟者，桂枝加芍药、生姜各一两，人参三两，新加汤主之。产后风、流产后、例假后、拉肚子后等出现身体疼痛的，都可用此方治疗；手足厥寒，脉细欲绝者，当归四逆汤主之。手脚冰凉，脉细无力的特效方是当归四逆汤。

张老师在临床上十分重视腹诊，可以说，对每一个初诊病人他是必做腹诊的。因为腹诊是经方特殊的诊疗手段，平时老师很耐心跟学生解释，腹部的异常表现，最具有客观性，对选择处方可以起到非常重要的作用。1. 心下压痛，小陷胸汤。2. 心下满痛，宜大柴胡汤。3. 胸胁苦满，柴胡剂。4. 肚脐上压痛，膈下逐瘀汤；肚脐左压痛，桂枝茯苓丸；肚脐右压痛，当归芍药散；肚脐中压痛，当归芍药散；肚脐下压痛，下瘀血汤。5. 左少腹压痛，桃核承气汤。6. 右少腹压痛，脉有力，大黄牡丹汤；右少腹压痛，脉无力，薏苡附子败酱散。7. 耻骨上压痛，脉有力，抵挡汤；耻骨上压痛，脉无力，大黄䗪虫丸。

腹诊最重要的是用来诊断瘀血证。患者咳嗽时间长的，有瘀血；哮喘时间长的，有瘀血；荨麻疹，黄褐斑，牛皮癣，有瘀血。如果不能正确选择活血化瘀的处方，这些疾病是很难治愈的。血液病患者，特别是血小板减少的不能做腹诊，避免在按压时，造成患者内脏大出血。肝癌患者也不能做腹诊，以防肝脏破裂。

另外，张庆军老师对时方同样重视。临床上遇到舌质红，舌苔腻，舌上舌边有红点用甘露消毒丹；舌尖红，舌苔腻，舌边淡，用三仁汤；舌质红，舌苔腻，舌中有裂纹，用甘露饮；舌两边有唾液线用温胆汤；痔疮出血疼痛用乙字汤；交节病作，用血府逐瘀汤等等。

老师还重视患者的饮食管理，对于咳嗽病人，要求病人不喝牛奶，不吃水果，不吃辛辣刺激食物；对于甲状腺结节病人，不吃含碘盐、海带、紫菜；对于痛风的病人，要禁忌海鲜、动物内脏、豆制品、火锅、啤酒等；对肿瘤病人，只能吃猪肉，不能吃保健品，严禁吃辛香料、韭菜、洋葱等辛味食物。

我在临床看病过程中，遵循张庆军老师的思路，经方诊断，辨证治疗，患者日渐增多，复诊率也在提高，在老师的带教下，用一个个鲜活的案例，让我对中医专业越来越自信。经方之路，才是我的医学之路。

记得用当归芍药散治疗不明原因腹痛，病人第二天就给我发信息，当天晚上腹痛就减轻了。

用麻黄连翘赤小豆汤治疗急性荨麻疹，未再发作。

用大柴胡汤合保和丸治疗小儿发热不退，一剂退烧。

用甘草泻心汤治疗复发性口腔溃疡，效果显著。

用小青龙汤治疗过敏性鼻炎，效果显著。

用射干麻黄汤治疗过敏性哮喘，症状明显减轻。

用温经汤治疗痛经，疼痛缓解。

在今天的临床上，经方竟有如此神奇的力量，既能解除病痛，也能带给我满满的自信，能遇到经方，遇到老师，今生何其有幸！

目前，我还无法为所有的病人开出完美、高效的处方，作为一名中医经方医生，我需要不断地向老师学习，用我毕生的时间和精力去学习、去进步。

6. 机缘巧合学中医

——弟子：张统统

我学中医也是机缘巧合，当时因为高中打篮球造成腰间盘突出，一直腰痛，后来找了当地的针灸大夫给治好了，大学就报了中医针灸推拿专业。本着就学个针灸用针灸治好一些疼痛病就行了，但到了临床才发现，真的好多病针灸都无法解决。比如实习的时候遇到一个格林－巴利综合征（现在按张庆军老师的病脉证治可以按中风病去治疗）。还有一个雷诺氏综合征，按照腕管综合征治疗，基本没有什么效果，现在知道可以用当归四逆汤。还有在中医一附院实习的时候遇到强直性脊柱炎，当时的主任医师都说是不治之症，我就更没有办法了，后来学习张庆军老师的病脉证治，按痉病去治疗，自己用葛根汤也治好过一例强直性脊柱炎。

然后听同行的老师说学中医先要学伤寒，这位老师是跟郝万山学习伤寒论，然后我就开始买郝万山老师的书籍学习，听郝万山老师讲的栀子豉汤治疗过敏性哮喘（郁热内扰证）。什么是郁热内扰？张庆军老师言简意赅地指出就是心烦、心中懊恼。后来又经别的大夫推荐，看了体质学说，也是一头雾水，可能是我太笨了，领悟不到。

直到看到张庆军老师出版的《经方讲习录》，我才明白经方是直抒经方的本来含义，不去纠结背后的病机，直接从症状诊断下手。比如以前治疗腹泻，方证对应就用理中汤，有的有效果，有的没效果，而张庆军老师对于太阴病诊断的标准是吃凉东西肚子难受加脉无力，才能用理中汤，抓住了太阴病的本质。

再后来参加张庆军老师的线下培训班“打开经方这扇门”，对经方有了新的认识，白血病以阴阳毒去治疗，强直性脊柱炎以痉病和胸痹病去治疗，白塞氏综合征以狐惑病去治疗，面瘫以中风病去治疗等等，是真的带领学生走进了经方这扇大门，很感谢学医途中能遇见一位让你拨开中医云雾的良师，在此感谢张庆军老师。